리틀 히포크라테스 05

머리에서 발끝까지
우리몸의 구조

리틀 히포크라테스 05

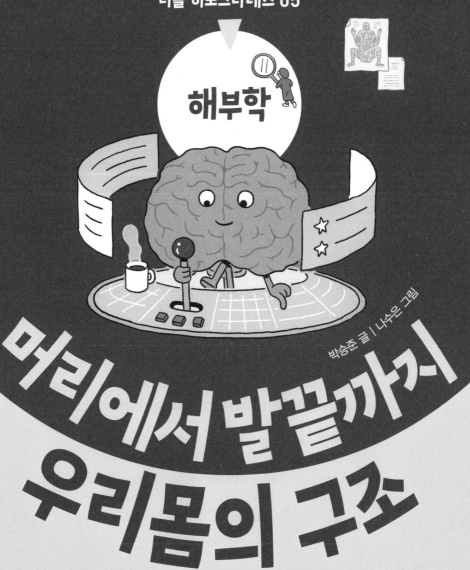

해부학

박승준 글 | 나수은 그림

머리에서 발끝까지 우리몸의 구조

봄마중

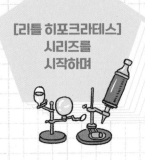

인류의 역사와 더불어 시작된 의학은 질병에 시달리지 않고

건강하게 사는 방법을 연구하는 학문이에요.

의학은 크게 '기초의학'과 '임상의학'으로 나눌 수 있어요.

기초의학은 인체의 구조와 기능에 관한 기본적인 지식을

연구하고, 임상의학은 환자의 질병을

진단하고 치료하는 방법을 공부하는 분야예요.

사람의 생명을 다루는 의학은 어렵고 힘든 일이지만

그만큼 보람이 크고 매력적이기도 해요.

최근 들어 의사가 되려는 어린이들이 늘면서

의학에 대한 관심도 높아지고 있어요.

[리틀 히포크라테스] 시리즈는 어린이들이

인체와 생명의 소중함을 생각하고

의사라는 직업에 관심을 가질 수 있도록

의학의 각 분야를 안내하기 위한 목적으로 기획되었어요.

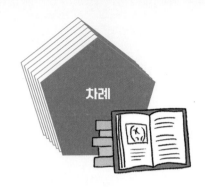

차례

우리 몸을 이해하는
첫 걸음

"여자는 남자보다 치아 개수가 더 적다."

터무니없는, 말도 안 되는 소리라고? 하지만 누가 이런 말을 했는지 알면 더 놀랄 거야. 바로 고대 그리스의 철학자인 아리스토텔레스기원전 384~322거든. 당시 사람들뿐 아니라 그 후로도 많은 사람들이 이 말을 믿었지.

치아 개수를 세 보면 금방 알 수 있는 일인데 왜 이런 엉터리 말을 믿었을까? 그 이유는 권위자가 한 말이기 때문이야. 설마 대학자인 아리스토텔레스가 틀린 말을 할 리 없다고 생각했던 거지. 이 사례는 '경험'과 '관찰'을 통해서 얻은 '객관적 지식'의 중요성을 알려 주고 있어.

그뿐만이 아니야. 옛날에는 동맥은 폐나 뇌 같은 위쪽에 있는 장기로 가고, 정맥은 위나 간 등, 아래쪽에 있는 장기

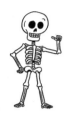

로 간다고 믿었어. 또 심장의 좌심실과 우심실 사이에는 혈액이 통과할 수 있는 작은 구멍이 있다고도 생각했지. 인체 해부를 해 보면 쉽게 알 수 있는 사실이지만, 당시는 인체를 해부하는 것이 불법이어서 어쩔 수 없었던 거야.

　해부를 통해 생물의 구조와 형태를 연구하는 학문을 '해부학Anatomy'이라고 해. Anatomy는 그리스어 'anatome'에서 유래했어. ana는 '위up'라는 뜻이고, tome은 '자르다cut'라는 뜻이지. 인체를 위에서 잘라 내부를 들여다본다는 의미야. 즉 해부학은 신체 구조를 절개하고 연구하는 학문이라는 말이지.

　시계 수리공은 시계의 구조를 알아야 고장 난 시계를 잘 고칠 수 있어. 마찬가지로 유능한 의사가 되려면 무엇보다

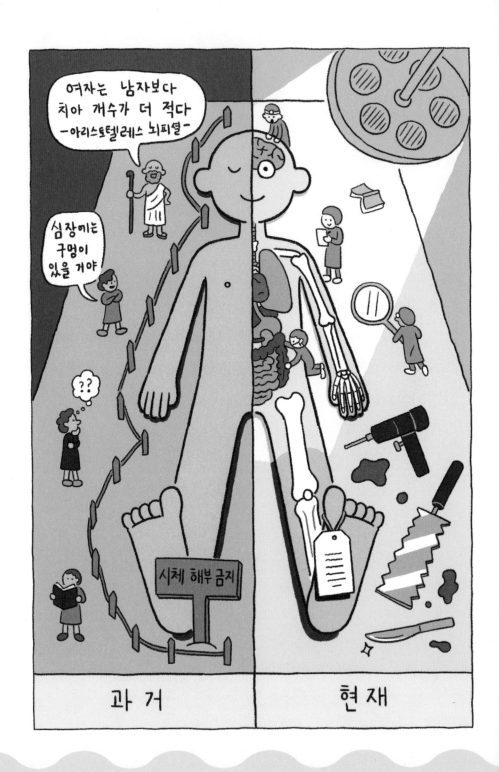

인체의 구조를 잘 알아야 해. 그래야만 질병의 원인을 제대로 파악하고 그에 따른 적절한 치료를 할 수 있거든.

해부학은 의학 교육의 기본 과목 중 하나야. 우리 몸을 이해하려면 반드시 배워야 하는 기초 학문이지. 아울러 새로운 치료법이나 의학적 발견을 위해서도 해부학 연구는 꼭 필요해.

자, 그럼 지금부터 우리 몸을 이해하는 첫걸음을 힘차게 떼어 볼까?

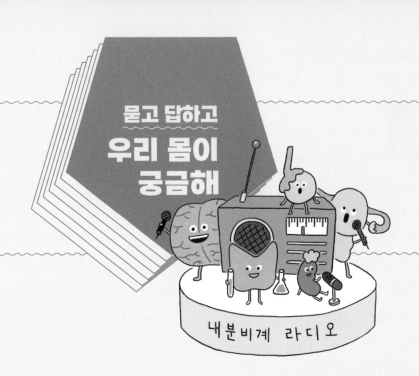

묻고 답하고
**우리 몸이
궁금해**

내분비계 라디오

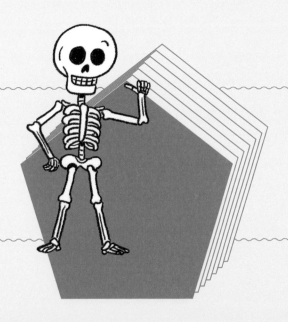

제 취미는 그림 그리는 거예요. 요즘은 인물화를 그리고 있어요.

 우아! 재미있겠구나.

 재미는 있는데, 생각만큼 잘 그리지는 못해요. 어떤 때는 팔이 너무 길게 그려지고, 또 어떤 때는 머리가 너무 크거나 작게 그려지기도 해요. 왜 그럴까요? 저는 보이는 대로 그린다고 생각하는데, 완성하고 나면 이상해지지 뭐예요.

 글쎄, 이유가 뭘까? 네가 그린 그림을 보여 줄래?

 네, 여기 있어요.

 아하, 네가 그린 그림은 비례가 맞지 않네.

 비례요? 그게 무슨 말이에요?

 혹시 레오나르도 다빈치라는 화가를 알고 있니?

 그럼요! 물론이죠. 〈모나리자〉를 그린 이탈리아의 유명한 화가잖아요. 그림 말고도 과학자로도 많은 업적을 남겼다고 학교에서 배웠어요.

 그래, 잘 알고 있구나. 그러면 다빈치가 그린 〈인체 비례도〉라는 그림을 한번 볼까? 왠지 안정감이 느껴지지 않니?

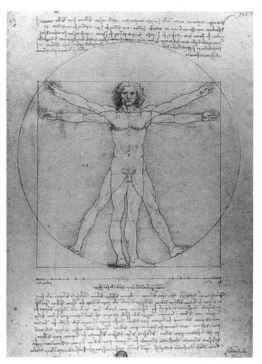

 네! 정말 그러네요. 진짜 실감 나게 그렸고 비례도 딱 맞아요. 제가 그린 것과는 달라요. 어떻게 하면 이렇게 멋지게 그릴 수 있을까요?

 다빈치는 인체를 정확하게 그리기 위해 해부학을 공부했단다.

 해부학이요? 해부학과 그림이 무슨 관련이 있나요?

14

사람을 잘 그리려면 사람 몸에 대해 알아야 해. 근육이나 뼈가 어떻게 생겼는지, 어떻게 움직이는지, 어디에 있는지를 알면 그림을 더 정확히 그릴 수 있거든. 화가들은 해부학 지식을 바탕으로 인체를 더욱 사실적으로 표현하지.

 아, 저는 의사들만 해부학을 배우는 줄 알았어요.

 해부학은 의학뿐만 아니라 여러 면에서 쓸모가 많은 중요한 학문이야. 흥미로운 해부학 이야기를 더 들어 보겠니?

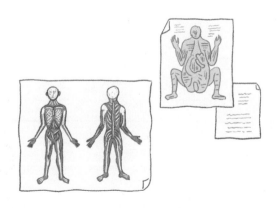

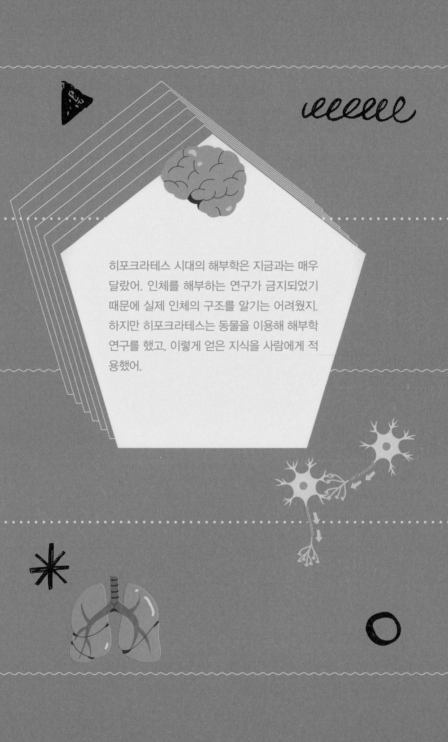

히포크라테스 시대의 해부학은 지금과는 매우 달랐어. 인체를 해부하는 연구가 금지되었기 때문에 실제 인체의 구조를 알기는 어려웠지. 하지만 히포크라테스는 동물을 이용해 해부학 연구를 했고, 이렇게 얻은 지식을 사람에게 적용했어.

1

해부학은 어떻게 발전해 왔을까?

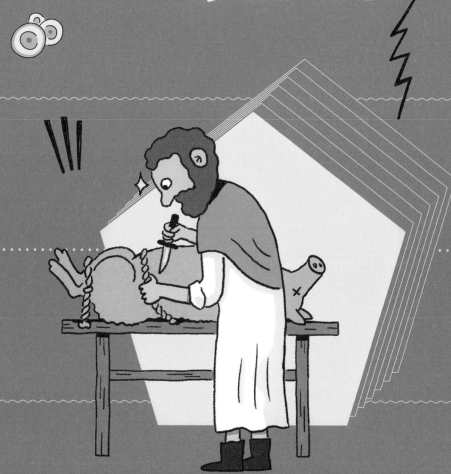

예로부터 사람들은 우리 몸이 어떻게 이루어져 있는지 관심이 많았어. 특히 사람의 질병을 치료하는 의사들은 사람 몸의 구조에 대해 잘 알아야 하는 것은 두말할 필요도 없었지. 우선 해부학의 발전에 큰 업적을 남긴 사람들을 알아보자.

의학의 아버지, 히포크라테스

히포크라테스는 지금으로부터 약 2400년 전인 기원전 5세기에 그리스에 살았던 의사였어. '의학의 아버지'로 불리는 사람이지. 그는 경험을 통해 얻은 지식으로 환자를 치료해야 한다고 가르쳤다고 해. 의학을 과학적·철학적으로 접근하고자 노력했던 최초의 인물이었던 히포크라테스는 의학 발전에 크게 이바지했고, 갈레노스를 비롯한 후세 의학자에게 큰 영향을 주었어.

혹시 '히포크라테스 선서'라고 들어봤어? 히포크라테스가 남긴 이 선서는 의학을 공부하는 사람들이 지켜야 하는 윤리를 적은 것이야. 지금도 전 세계 의과대학 졸업식에서는 '히포크라테스 선서'가 낭독되고 있지. 의사는 최선을

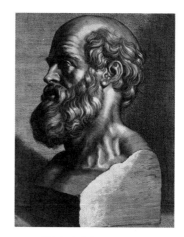

의학의 아버지, 히포크라테스

다해 환자를 진료하고, 아픈 사람들에게 해를 끼치지 않으며, 환자의 비밀을 지키고, 환자의 이익을 최우선으로 생각하겠다는 내용이 담겨 있어.

히포크라테스 시대의 해부학은 지금과는 매우 달랐어. 인체를 해부하는 연구가 금지되었기 때문에 실제 인체의 구조를 알기는 어려웠지. 하지만 히포크라테스는 동물을 이용해 해부학 연구를 했고, 이렇게 얻은 지식을 사람에게 적용했어. 히포크라테스는 심장을 비롯한 몇몇 장기의 기능은 알아냈지만, 자세한 해부학 지식을 얻기는 어려웠어.

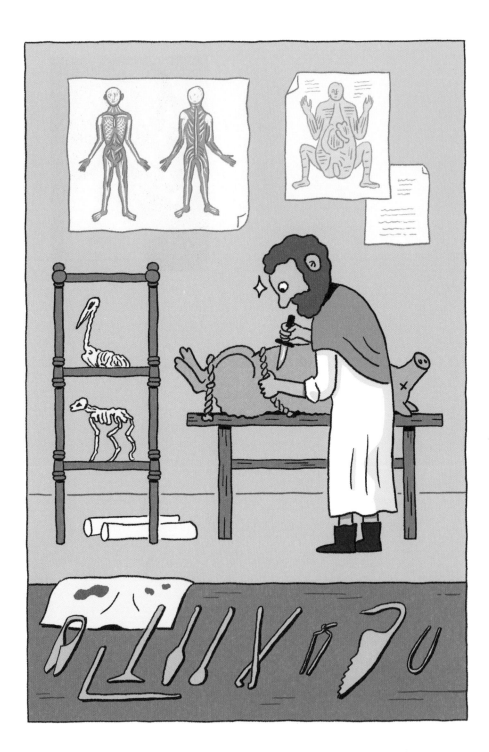

의학의 황제, 클라우디우스 갈레노스

의학의 역사에서 히포크라테스만큼이나 중요한 사람은 갈레노스129~200야. 갈레노스는 2세기경 그리스와 로마에서 활동했던 의사야. 그는 해부학, 생리학, 병리학, 약리학 등 의학의 전 분야에 걸쳐 방대한 저서를 남겼어.

아버지의 영향을 받아 의학 공부를 시작한 갈레노스는 로마에서 검투사들을 치료하는 일을 맡게 됐어. 결투 중 다친 검투사들을 치료하면서 사람의 신경과 근육, 혈관 등을 관찰했고 이를 기록으로 남겼지.

당시에는 종교의 영향으로 시체 해부는 엄격히 금지되어 있었어. 비록 죽은 사람이라도 신이 내린 몸을 다른 사람이 함부로 파헤쳐서는 안 된다고 여겼던 거야. 갈레노스는 사람의 시체 대신 주로 돼지, 원숭이, 소, 양 등을 사용해 해부학 지식을 얻을 수밖에 없었어. 하지만 사람의 내부 구조는 동물과는 다른 점이 많았기 때문에 한계가 있었지.

그의 이론에는 오류도 많았지만 교회의 전폭적인 지원을 받은 덕분에 16세기까지 중세 유럽 의학의 표준이 되었어. 그와 다른 이론을 제시하는 사람은 교회의 권위에 도전하는 것으로 여겨져 처벌까지 받을 정도였지. 결국 이런 믿음 때문에 의학의 발전은 그만큼 더뎌질 수밖에 없었어.

해부학과 미술의 만남, 레오나르도 다빈치

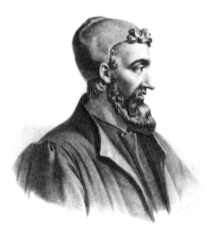
화가이자 과학자, 레오나르도 다빈치

죽어가던 해부학을 다시 살린 사람은 의사가 아닌 화가였어. '모나리자'와 '최후의 만찬'으로 유명한 레오나르도 다빈치1452~1519는 그림뿐만 아니라 조각, 건축, 음악, 과학 등 많은 분야에서 엄청난 업적을 남긴, 인류 역사를 통틀어 가장 창조적인 천재였지.

다빈치는 인체를 제대로 알아야 실감 나는 인물화를 그릴 수 있다고 생각했어. 해부학 연구로 인체의 아름다움을 제대로 표현할 수 있다고 믿은 거지. 심지어 그는 교수대 위에 올라가 죽음을 앞둔 사형수의 얼굴을 관찰할 정도였어. 사

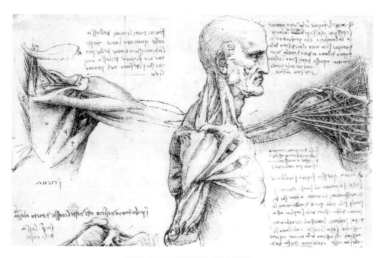

레오나르도 다빈치의 인체 해부도

람이 공포와 고통을 느낄 때의 표정을 생생히 묘사하기 위해서였지.

다빈치는 30여 년에 걸쳐 약 30구의 시체를 직접 해부했고, 여기에서 얻은 정보를 바탕으로 1,000여 장의 해부도를 그렸어. 당시에는 제한적이기는 했지만, 시체 해부를 할 수 있었거든. 그가 그린 인체 해부도는 너무 정교하고 아름다워서 예술과 해부학의 완벽한 융합이라고 평가받을 정도였어.

안타깝게도 다빈치의 해부도는 그가 살아 있을 때 출판되지 못했어. 다빈치의 해부도가 알려진 건 그가 세상을 떠

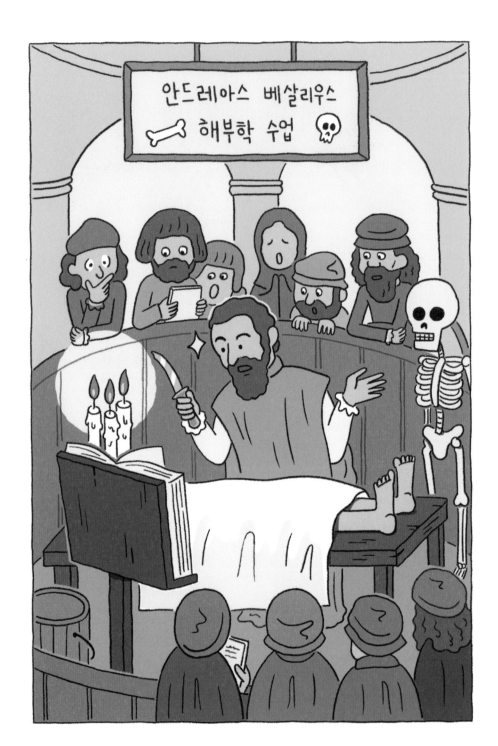

난 지 200년이나 지나서였지. 만약 다빈치의 업적이 더 일찍 알려졌더라면 '해부학의 아버지'로 불릴 수도 있었을 거야. 하지만 그 영예는 다빈치가 죽을 때 겨우 4살에 불과했던 다른 사람에게 넘어가고 말았어.

해부학의 아버지, 안드레아스 베살리우스

본격적으로 근대 해부학의 시대를 연 것으로 평가받는 안드레아스 베살리우스1514~1564는 벨기에의 의사였어. 그는 동물 해부를 통해 얻은 갈레노스의 이론만으로 진행하던 해부학 수업을 거부하고, 의학 교육 과정에 최초로 시체 해부를 포함시켰어. 학생들 앞에서 직접 시체를 해부하며 그림으로 그려 쉽게 가르쳤던 거야. 당연히 그의 수업은 매우 인기가 높았지.

하지만 베살리우스도 연구에 사용할 시체를 구하기는 매우 어려웠어. 주로 사형수들의 시체를 사용했고, 심지어 무덤을 몰래 파헤쳐 시체를 구하는 불법적인 방법까지 동원할 정도였지.

드디어 1543년, 그는 해부학 분야에 혁명적인 영향을 미

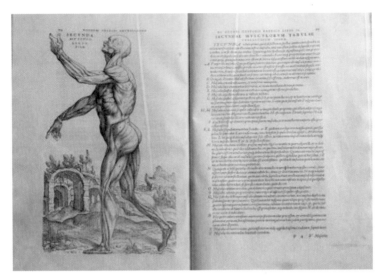

안드레아스 베살리우스의 《인체의 구조에 관하여》 내지

친 유명한 책 《인체의 구조에 관하여》를 출간했어. 참고로
1543년은 코페르니쿠스가 지동설을 주장하며 우주의 중심
은 지구가 아니라 태양이라고 선언한 해야.

총 7권으로 이루어진 《인체의 구조에 관하여》는 유명 화
가들의 도움을 받아 인체의 구조를 매우 정확하게 묘사했
어. 예술 작품으로 불러도 손색이 없을 정도였던 그의 책은
생동감이 넘쳤고 마치 살아 있는 사람을 보는 듯했지. 후대
의사들은 한동안 그의 책으로 해부학을 공부했어.

베살리우스의 업적은 이후 해부학 발전의 튼튼한 기초를

마련했어. 그에게 영향을 받은 학자들의 연구로 수많은 발견이 이루어졌거든. 17세기 들어 현미경을 이용해 세포를 관찰하는 것이 가능해지면서 해부학의 영역은 더욱더 넓어졌지.

물론 요즘은 X-레이, CT 컴퓨터단층촬영, MRI 자기공명영상 같은 첨단 기술이 발전하면서 해부하지 않고도 몸속을 들여다볼 수 있게 되었어.

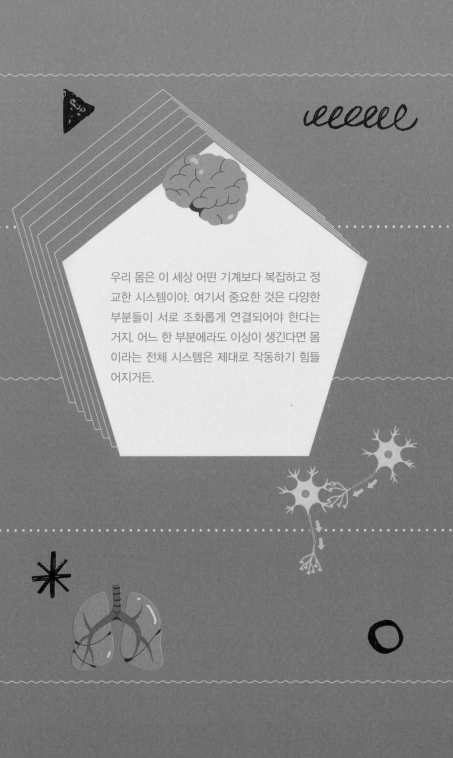

우리 몸은 이 세상 어떤 기계보다 복잡하고 정교한 시스템이야. 여기서 중요한 것은 다양한 부분들이 서로 조화롭게 연결되어야 한다는 거지. 어느 한 부분에라도 이상이 생긴다면 몸이라는 전체 시스템은 제대로 작동하기 힘들어지거든.

2

우리 몸은 어떻게 이루어졌나?

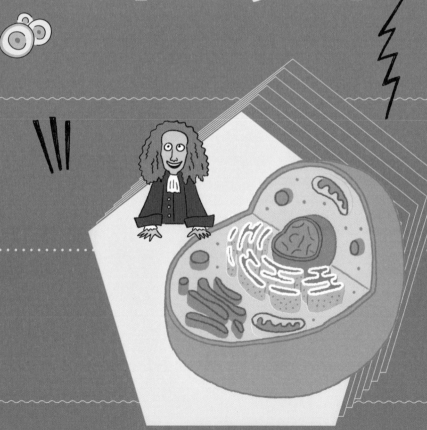

주변 친구의 몸을 한번 쳐다봐. 뭐가 보여? 먼저 머리가 보일 거야. 다음에 보이는 건 얼굴, 목, 가슴 그리고 팔과 다리겠지. 몸속으로 들어가면 어떤 것들이 있을까? 머릿속에는 뇌가 있을 것이고 가슴 속에는 심장이나 폐가 들어 있겠지. 그리고 뱃속에는 위, 신장, 방광 등이 있을 것이고.

그런데 이런 장기들이 정확히 어디에 있는지 그림으로 그릴 수 있겠어? 어렵겠다고? 걱정할 필요 없어. 지금부터 우리 몸은 어떻게 이루어졌는지 하나하나 살펴보도록 하자.

세포에서 개체까지

우리 몸의 기본적인 단위, 세포

집을 지으려면 우선 필요한 것이 벽돌인 것처럼 사람을 만들려면 먼저 **세포**가 필요해. 모든 생물을 이루는 기본 단위는 바로 세포거든. 세포는 영국의 유명한 과학자인 로버

트 훅1635~1703이 1665년에 처음으로 발견했어. 훅은 직접 만든 현미경을 가지고 참나무의 껍질로 만든 코르크 조각을 관찰했어. 그는 코르크 조각에 비슷하게 생긴 많은 작은 공간을 발견했지. 훅은 이것을 라틴어로 '작은 방'을 뜻하는 'cellulae'라고 이름 지었어. 지금 우리가 세포cell라고 부르는 것이지.

우리 몸에는 약 36조 개나 되는 많은 세포가 있어. 이 세포들은 각자 중요하고 특별한 역할을 하지. 세포의 종류는 200여 가지가 넘는데, 중요한 것으로는 움직이게 해 주는 '근육세포', 생각하고 느끼게 해 주는 '신경세포', 외부로부터 신체를 보호하는 '피부세포' 등이 있어.

세포 안에는 무엇이 들어 있을까? 세포의 한가운데에는 생명 활동에 필요한 모든 정보를 가진 '핵'이 있어. 핵에는 세포가 무슨 일을 할지를 알려 주는 DNA가 들어 있지.

DNA의 명령을 받아 우리 몸에 필요한 단백질을 만드는 공장은 '리보솜'이야. 그리고 세포가 일을 하는 데 필요한 에너지를 만드는 곳인 '미토콘드리아', 세포 안의 쓰레기 청소부 역할을 하는 '리소좀'도 있지.

마지막으로 세포의 맨 바깥쪽은 세포 안으로 무엇이 드나

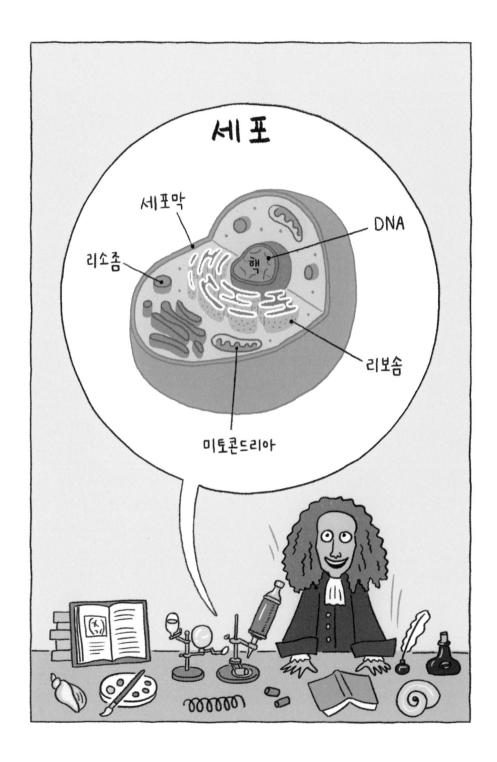

들지를 결정하는 '세포막'이야.

우리 몸에서는 끊임없이 늙은 세포들은 죽어 나가고, 새로운 세포들이 태어나. 놀랍게도 하루 평균 약 3,300억 개의 세포를 갈아치운다고 해. 이는 1초당 약 380만 개나 되는 세포를 교체한다는 말이야. 세포의 수명은 3~5일밖에 살지 못하는 소장의 '상피세포'부터 120일까지 사는 '적혈구'까지 다 달라. 가장 오래 사는 세포는 태어나서 죽을 때까지 평생을 함께하는 '신경세포'야.

비슷한 일을 하는 세포들의 모임, 조직

학교에서 어떤 과제를 할 때 모둠으로 힘을 합치면 혼자 할 때보다 더 잘 될 때가 많아. 이처럼 세포도 따로따로 일하는 것보다 비슷한 종류의 세포들이 모여서 하나의 모둠을 이룰 때 일을 더 잘할 수 있어. 이렇게 같은 일을 하는 세포들이 모인 것을 조직이라고 불러.

조직의 종류는 상피조직, 결합조직, 근육조직 그리고 신경조직으로 모두 4가지가 있어.

상피조직은 몸의 안쪽과 바깥쪽 표면을 덮고 있는 세포들의 모임이야. 외부 세계로부터 몸을 보호하는 일종의 보안

팀 같은 역할을 하지. 피부, 입안, 내장, 혈관 등을 덮고 있는 조직들을 말해.

결합조직은 신체의 접착제 같은 역할을 하는 조직인데, 뼈, 힘줄, 연골, 혈액 등을 예로 들 수 있어. 세포와 세포를 연결해 지지하고, 공간을 메우고, 산소와 영양분을 운반하는 등의 일을 해.

움직임을 담당하는 근육조직은 몸의 대부분을 차지하는 조직이야. 뼈에 붙어 있는 골격근, 내장에 있는 내장근, 심장을 이루는 심장근을 말하지.

신호를 전달하는 신경조직은 신경세포_{뉴런}가 모인 조직이야. 몸의 각 부분이 소통할 수 있게 해 주는데 뇌, 척수, 운동신경, 감각신경 등이 신경조직에 속해.

여러 가지 조직들의 모임, 장기_{기관}

장기란 우리 몸에서 특정한 기능을 수행하는 다양한 조직들의 복합체를 말해. 즉 여러 조직이 모여 더 큰 역할을 하는 거야.

우리 몸에는 펌프처럼 혈액을 몸 전체로 순환시키는 심장, 공기 청정기처럼 공기와 혈액 사이에 산소와 이산화탄

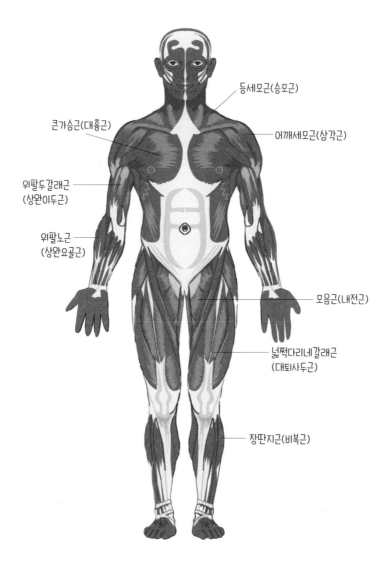

등세모근(승모근)

큰가슴근(대흉근)

어깨세모근(삼각근)

위팔두갈래근
(상완이두근)

위팔노근
(상완요골근)

모음근(내전근)

넓쩍다리네갈래근
(대퇴사두근)

장딴지근(비복근)

우리 몸의 주요 근육

35

소를 교환하게 해 주는 폐, 믹서기처럼 먹은 음식을 잘게 부숴 소화하기 쉽게 하는 위, 지휘자처럼 몸의 활동을 조절하는 뇌, 정화조처럼 혈액 속의 독소를 제거하는 간, 필터처럼 혈액을 걸러 노폐물을 제거하는 신장 등 여러 장기가 있어.

여러 장기의 모임, 계통 기관계

계통은 비슷한 일을 하는 장기들이 모인 것을 말해. 예를 들면 음식을 먹고 소화하고 흡수하는 데 관여하는 입, 식도, 위, 십이지장, 소장, 대장 같은 기관이 모인 것은 '소화계통'라고 불러.

그 외에도 코, 기관지, 폐가 함께 하는 '호흡계,' 심장과 혈관이 모인 '순환계', 뇌와 신경의 집합체인 '신경계', 근육과 뼈가 만나는 '근골격계' 등이 있어. 각 계통은 하는 일은 다르지만 서로 밀접하게 협력해 우리의 건강을 유지하는 데 도움을 주지.

모든 계통의 모임, 몸 개체

모든 계통의 집합체는 온전한 **몸**이 돼. 즉 우리 몸은 '세포 → 조직 → 장기 → 계통 → 몸개체' 이런 순서로 이루어지는 거야. 우리 몸은 이 세상 어떤 기계보다 복잡하고 정교한 시스템이야. 여기서 중요한 것은 다양한 부분들이 서로 조화롭게 연결되어야 한다는 거지. 어느 한 부분에라도 이상이 생긴다면 몸이라는 전체 시스템은 제대로 작동하기 힘들어지거든.

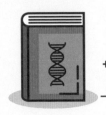

알아두면 힘이 되는
의학 용어 풀이

세포	모든 생물체의 기본 단위로 세포막으로 둘러싸인 세포질로 구성된다. 단백질이나 핵산 등 많은 분자를 포함한다.
조직	여러 세포가 모여서 특정한 기능을 수행하는 구조, 즉 비슷한 일을 하는 세포들의 집합체를 말한다. 조직은 상피조직, 결합조직, 근육조직, 신경조직의 네 가지 종류로 나눌 수 있다.
장기(기관)	여러 종류의 조직들이 모여서 만들어진 구조, 즉 다양한 조직들이 협력해 한 가지 중요한 일을 하는 신체의 부위를 말한다. 예를 들어 혈액을 몸 전체로 펌프질하는 역할을 하는 심장은 근육조직, 결합조직, 신경조직 등으로 구성된다.
계통(기관계)	여러 장기가 함께 모여서 특정한 기능을 수행하는 구조로, 여러 장기가 협력해 하나의 주요한 생리적 역할을 하는 시스템이다. 예를 들어 순환계는 심장과 혈관

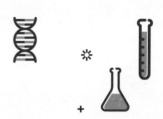

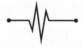

으로 구성된다.

몸(개체) 다양한 기관과 계통이 모여서 하나의 생명체를 이룬 것이다.

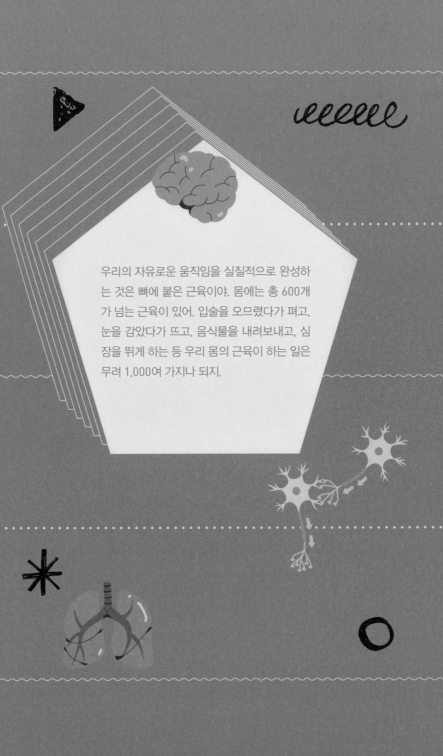

우리의 자유로운 움직임을 실질적으로 완성하는 것은 뼈에 붙은 근육이야. 몸에는 총 600개가 넘는 근육이 있어. 입술을 오므렸다가 펴고, 눈을 감았다가 뜨고, 음식물을 내려보내고, 심장을 뛰게 하는 등 우리 몸의 근육이 하는 일은 무려 1,000여 가지나 되지.

3

이동 지원팀, 근골격계

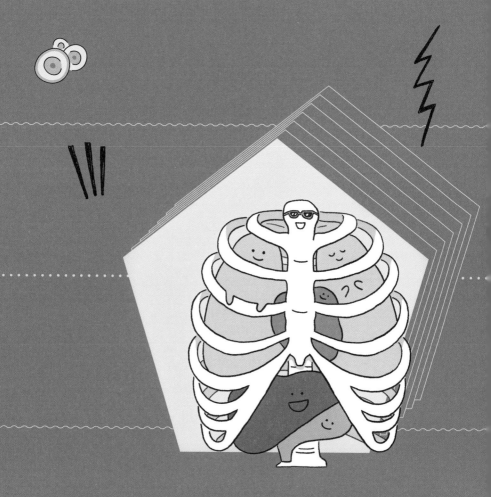

운동장에서 친구들과 한바탕 축구나 농구 같은 운동을 하고 나면 몸은 약간 피곤하지만, 마음만큼은 상쾌하기 그지없어. 운동하면서 우리는 달리고, 멈추고, 돌고, 차고, 던지고, 잡기도 해. 그런데 우리 몸은 어떻게 이런 다양한 동작을 어떻게 할 수 있는 걸까? 바로 근골격계 덕분이야. 뼈대와 근육으로 이루어진 근골격계는 우리를 움직이고 활동할 수 있게 해 주는 역할을 해.

뼈, 우리 몸의 기둥

"뼈대가 튼튼해야 집이 바로 선다."라는 말이 있어. 건물을 튼튼하고 높게 지으려면 뼈대를 튼튼하게 하라는 말이지. 아랍에미리트의 '부르즈 할리파'는 높이가 무려 828미터나 되는 세계에서 가장 높은 건축물이야. 그리고 우리나라에서 가장 높은 건물인 서울 롯데타워는 555미터로 높이로 세계에서 다섯 번째로 높지. 이렇게 높게 건물을 지을 수 있는 이유는 건물의 뼈대가 되는 재료로 튼튼한 철근을 사용했기 때문이야. 사람도 건물과 마찬가지로 **뼈대**^{골격}가 튼튼

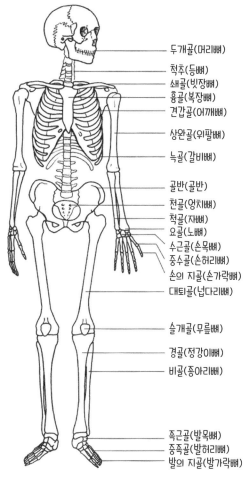

두개골(머리뼈)
척추(등뼈)
쇄골(빗장뼈)
흉골(복장뼈)
견갑골(어깨뼈)
상완골(위팔뼈)
늑골(갈비뼈)
골반(골반)
천골(엉치뼈)
척골(자뼈)
요골(노뼈)
수근골(손목뼈)
중수골(손허리뼈)
손의 지골(손가락뼈)
대퇴골(넙다리뼈)
슬개골(무릎뼈)
경골(정강이뼈)
비골(종아리뼈)
족근골(발목뼈)
중족골(발허리뼈)
발의 지골(발가락뼈)

우리 몸의 주요 뼈

해야 건강할 수 있어.

뼈의 가장 중요한 역할은 몸을 지탱하고 몸의 중요 장기들을 보호하는 거야. 그리고 뼈는 생명 유지에 필요한 미네랄인 칼슘을 저장하고 있고, 뼈 안쪽의 부드러운 조직인 **골수**에서는 새로운 혈액 세포 적혈구, 백혈구, 혈소판 등가 끊임없이 만들어지고 있지.

뼈가 어떻게 생겼는지 알아보려면 뼈를 수직으로 잘라서 단면을 보는 것이 좋아. 뼈를 맨 바깥에서 감싸고 있는 얇은 조직은 '골막'이라고 불러. 여기로 혈관과 신경이 지나며 뼈에 영양을 공급하고 통증을 느낄 수 있지.

뼈의 단면을 보면 안쪽과 바깥쪽의 구조가 다른 것을 볼 수 있어. 안쪽은 스펀지처럼 얼기설기 얽힌 **해면골**이고 바깥쪽은 단단하고 견고한 **치밀골**이야. 가볍지만 단단한 해면골은 몸에 가해지는 충격을 완화해 줘. 그리고 해면골 안쪽에는 혈액 세포를 만드는 골수가 있지. 반면에 치밀골은 매우 단단해서 몸을 지지하는 지주가 되고 내부 기관들을 보호하는 역할을 해.

우리 몸의 뼈는 크기와 모양에 따라 긴**뼈** 장골, 예: 넓적다리뼈, 짧은 **뼈** 단골, 예: 손목뼈, 납작**뼈** 편평골, 예: 머리뼈, 불규칙뼈

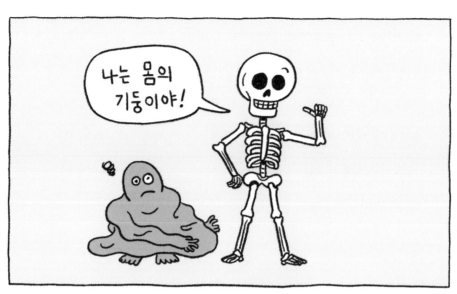

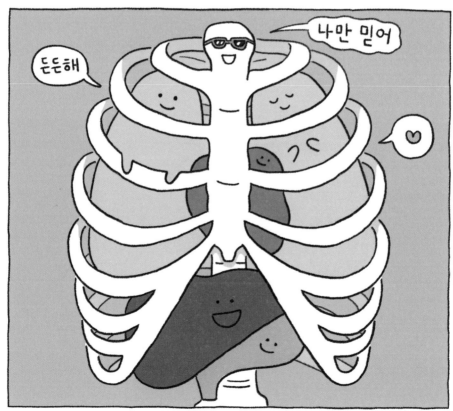

예: 척추뼈, 공기뼈함기골, 예: 이마뼈, 종자뼈예: 무릎뼈 등 6가지로 분류할 수 있어. 뼈 중 가장 긴 것은 넓적다리뼈로 키의 1/4 정도 돼. 반면에 3mm에 불과한 중이가운데귀의 귓속뼈이소골는 가장 작은 뼈야. 갓 태어난 아기는 300개가 넘는 뼈가 있지만, 자라면서 여러 개의 작은 뼈들이 합쳐져서 어른이 되면 약 206개가 돼.

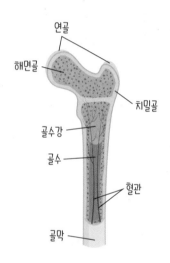

연골
해면골
치밀골
골수강
골수
혈관
골막

뼈는 얼핏 보면 평생 변함없는 조직으로 보이지만, 실은 끊임없이 변화하는 살아 있는 조직이야. 이것은 뼈가 부러졌을 때 확실히 알 수 있어. 부러진 뼈는 어느 정도 시간이 지나면 저절로 붙지. 오래되고 죽은 뼈를 먹어 치우는 **파골세포**와 새로운 뼈를 만드는 **조골세포**가 부러진 뼈를 원래 모양으로 회복시키거든. 이 과정은 뼈가 부러졌을 때뿐만 아니라 수시로 항상 우리 몸 안에서 일어나고 있어.

뼈는 매우 적응을 잘하는 조직이야. 뼈는 운동을 하고 쓰면 쓸수록 강해지고, 쓰지 않으면 약해져. 예를 들어 테니스 선수가 라켓을 휘두르는 팔의 뼈는 다른 팔보다 30%나 굵어지기도 해. 반대로 몇 달 동안 거의 움직이지 않는다면 뼈는 아주 가늘어져. 규칙적인 운동이 뼈 건강에 중요한 이유지.

부드러운 움직임을 가능케 하는 관절

뼈와 뼈가 만나 연결되는 부위는 관절이야. 만약 관절이 없다면 우리는 허수아비나 마네킹처럼 꼿꼿한 상태로만 있어야 할 거야. 부드러운 움직임은 불가능하지. 어깨나 팔꿈치 그리고 무릎을 보면 관절이 하는 일을 알 수 있어. 들고 내리고 굽히고 비틀고 돌리고 점프하고, 어떤 동작이든 내 마음대로 자유자재로 움직일 수 있지. 관절은 이렇게 연결된 뼈 사이에서 부드럽게 움직일 수 있도록 해 주는 거야.

관절은 **힘줄**, **인대**, **연골** 등으로 이루어졌어. 힘줄과 인대는 연결하는 역할을 해. 힘줄은 뼈와 근육을 연결하고 인대는 뼈와 뼈를 연결하지. 물렁뼈라고도 불리는 연골은 뼈끼리 부딪치지 않게 해서 뼈의 끝부분을 보호해.

힘줄을 보려면 손바닥을 위로 향하고 주먹을 쥐면 돼. 손목 아래쪽에 약간 두둑해지는 곳이 보이지? 그게 바로 힘줄이야. 힘줄 중 가장 유명한 건 종아리 근육과 발뒤꿈치의 뼈를 연결하는 '아킬레스건'이지. 그리스 신화에 나오는 영웅 아킬레우스가 유일하게 상처를 입는 부위거든. 그래서 어떤 사람의 치명적인 약점을 가리킬 때 '아킬레스건'이라는 말을 사용하기도 해.

다양한 움직임을 완성하는 근육

우리의 자유로운 움직임을 실질적으로 완성하는 것은 뼈에 붙은 근육이야. 몸에는 총 600개가 넘는 근육이 있어. 입술을 오므렸다가 펴고, 눈을 감았다가 뜨고, 음식물을 내려보내고, 심장을 뛰게 하는 등 우리 몸의 근육이 하는 일은 무려 1,000여 가지나 되지.

근육은 우리의 의지대로 움직일 수 있느냐 없느냐에 따라 '수의근'과 '불수의근'으로 나눌 수 있어. 손이나 발에 있는

근육처럼 우리 마음대로 움직일 수 있는 수의근은 '골격근'
이라고도 불러. 골격근은 우리가 알고 있는 근육이야. 현미
경으로 자세히 보면 골격근은 가로무늬가 있어서 '가로무늬
근'이라고도 부르기도 해.

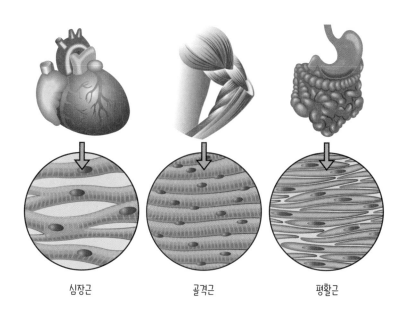

심장근   골격근   평활근

　반면에 소화할 때 쓰는 내장근은 우리 마음대로 움직이지
않고 뇌의 명령에 따라 무의식적으로 움직이는 불수의근이
야. 내장근에는 무늬가 없어서 민무늬근^{평활근}이라고도 해.
그런데 심장에 있는 근육은 예외야. 심장근은 불수의근이지
만 가로무늬가 있는 근육이거든.

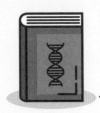

알아두면 힘이 되는 의학 용어 풀이

뼈대(골격)	우리 몸의 골격을 이루는 뼈를 통틀어 일컫는 말이다.
뼈	몸의 골격을 이루는 매우 단단한 조직으로, 몸을 지지하고 운동을 가능하게 하며, 내부 장기를 보호하고, 혈액 세포를 생성하는 역할을 한다.
골수	뼈의 안쪽 공간에 위치하는 조직으로, 혈액 세포를 만들고 면역 기능 유지에 중요한 역할을 한다.
해면골	치밀골 안쪽의 스펀지같이 생긴 구멍이 많은 조직으로, 안쪽에 골수가 들어 있다.
치밀골	뼈의 겉 부분을 구성하는 단단하고 치밀한 조직으로, 뼈의 강도를 유지하는 역할을 한다.
파골세포	오래된 뼈를 파괴하고 제거하는 데 관여하는 세포.
조골세포	뼈를 만들고 유지하는 데 관여하는 세포.
관절	뼈와 뼈가 연결된 부위로, 뼈와 뼈 사이의 움직임을 가능하게 한다.
힘줄	뼈와 근육을 연결해 근육의 힘을 뼈로 전달하는 단단

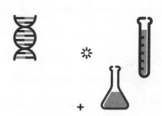

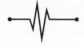

	한 조직이다.
인대	뼈와 뼈를 연결해 관절의 안정성을 유지하는 탄력성 있는 조직이다.
연골(물렁뼈)	관절을 보호하고 뼈와 뼈 사이의 마찰을 줄여 주는 역할을 하는, 단단하지만 유연한 조직이다.

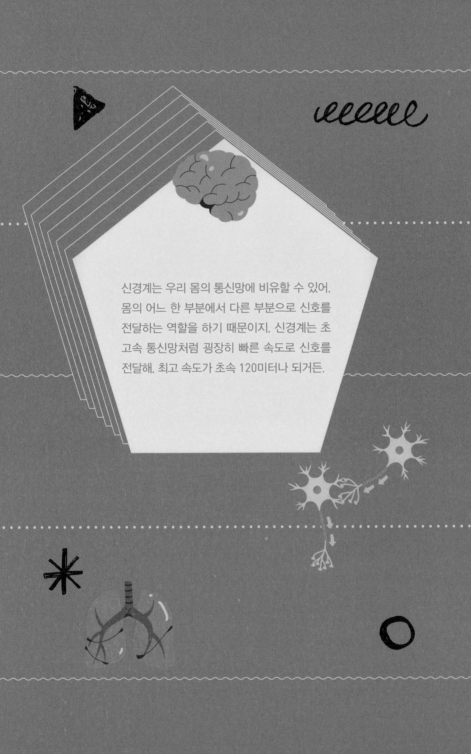

신경계는 우리 몸의 통신망에 비유할 수 있어. 몸의 어느 한 부분에서 다른 부분으로 신호를 전달하는 역할을 하기 때문이지. 신경계는 초고속 통신망처럼 굉장히 빠른 속도로 신호를 전달해. 최고 속도가 초속 120미터나 되거든.

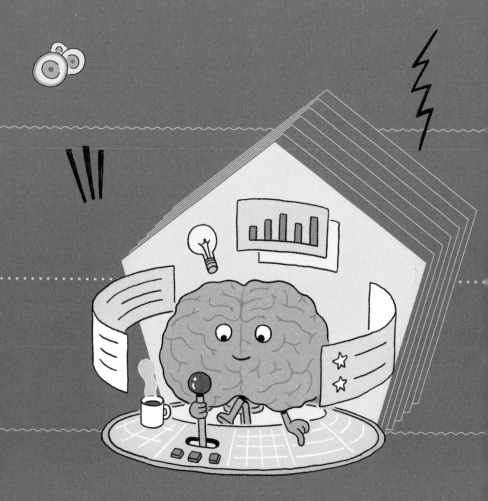

4

몸의 통신팀,
신경계

신경계는 우리 몸의 통신망^{인터넷망}에 비유할 수 있어. 몸의 어느 한 부분에서 다른 부분으로 신호를 전달하는 역할을 하기 때문이지. 신경계는 초고속 통신망처럼 굉장히 빠른 속도로 신호를 전달해. 최고 속도가 초속 120미터나 되거든. 1시간이면 거의 430킬로미터를 갈 수 있으니 사실상 '즉시'라고 할 수 있지.

　신경계는 크게 나누어 신경계의 중심 역할을 하는 **중추신**

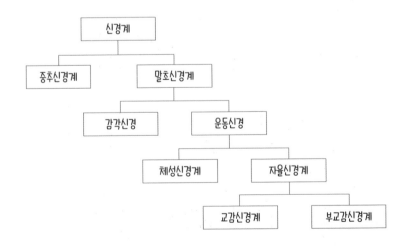

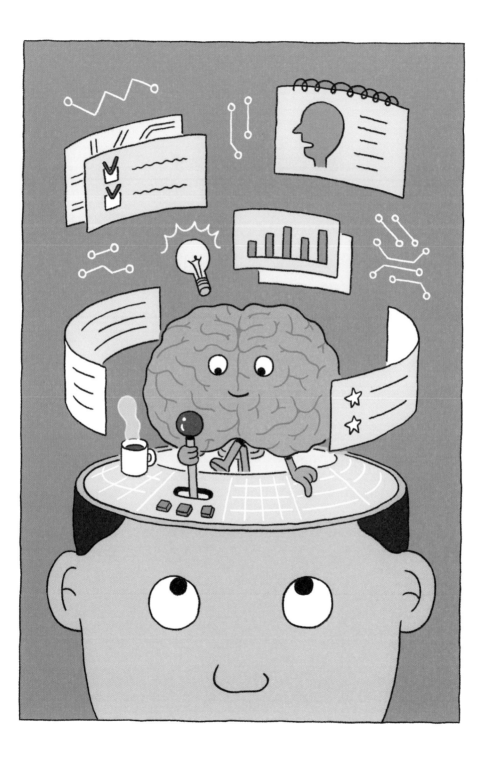

경계와 이 중심축에서 뻗어나가 몸의 다른 부위들로 이어지는 **말초신경계**, 둘로 구분할 수 있어.

몸의 컴퓨터, 중추신경계

신경계 중 가장 중요한 부분인 중추신경계에는 **뇌**와 척수가 들어 있어. 중추신경계는 몸의 모든 활동을 조절하는 중심 역할을 하는 곳이야.

컴퓨터의 CPU^{중앙처리장치}와 같은 뇌는 받아들인 모든 정보를 처리해 중요한 결정을 하고, 명령을 내리는 곳이야. 공부한 것 기억하기, 문제 풀기, 길 찾기, 색칠 하기, 친구들과 뭘 하고 놀 것인지 결정하기 등등. 이런 것들을 할 수 있게 하는 건 다 뇌 덕분이지.

뇌의 구조를 더 자세히 알아볼까? 뇌는 크게 나누어 대뇌, 뇌간^{뇌줄기} 그리고 소뇌로 이루어져 있어. 우리는 많은 연구를 통해 뇌의 구조와 기능을 많이 밝혀냈지만, 뇌는 아직도 모르는 것이 여전히 많은 신비로운 장기야. 뇌는 우주를 통틀어 제일 놀라운 것이라고 말하는 사람들도 있을 정도니까.

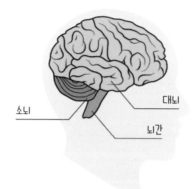

뇌의 구조

우선 뇌의 90%를 차지하는 가장 큰 부분인 대뇌를 보자. 대뇌는 우리가 수학 문제를 풀 때 사용하는 부분이라고 생각하면 좋아. 대뇌는 큰 호두같이 생겼는데, 왼쪽 반구와 오른쪽 반구로 나뉘어 있어. 왼쪽 반구_{좌뇌}는 언어나 계산 같은 논리적 기능을 주로 담당하고 오른쪽 반구_{우뇌}는 창의력이나 예술적인 기능을 주로 담당해. 물론 두 반구는 서로 밀접하게 연결되어 함께 협력해서 일하고 있어.

뇌의 한가운데 위치한 뇌간은 뇌와 척수를 연결하는 부분이야. 중뇌, 교뇌, 연수로 구성된 뇌간은 호흡, 심장 박동, 혈압, 수면-각성 주기 등 생명 유지에 필요한 기본 기능을 담당해. 우리가 잠잘 때도 숨을 쉬고 심장이 끊임없이 뛸 수 있는 건 다 뇌간 덕분인 거야.

작은 뇌라는 뜻의 소뇌는 대뇌의 아래 부위에 자리 잡고 있어. 소뇌는 우리가 자전거를 탈 때 균형 잡는 것을 도와주는 곳이라고 생각하면 돼. 즉 운동 조절과 균형 유지에 관여하고 있지. 소뇌의 기능은 무의식적으로 이루어져서 우리는 이를 인식하지는 못해.

척수는 목 부분의 경추^{목등뼈}에서 시작해 흉추^{등뼈}를 거쳐 등 아래쪽의 요추^{허리뼈}까지 이어진 척추 안에 들어 있는

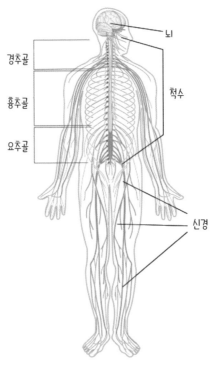

우리 몸의 중추신경계

100만 개의 신경 섬유로 구성되어 있어. 길이는 42~45센티미터 정도야. 척수는 뇌의 명령을 몸의 다른 부분에 전달하고 몸에서 수집한 정보를 뇌로 전달해. 즉 뇌와 몸을 연결하는 통신선이라고 생각해도 좋아.

예를 들어 차가운 얼음물에 손을 담갔다고 생각해 보자. 물의 차가운 감촉은 척수를 통해 뇌로 전달돼. 뇌는 척수를 통해 손을 물에서 빼라는 명령을 내리지. 이때 차갑다는 정보를 뇌로 보내는 것은 '감각 경로'라 하고, 손을 빼라는 뇌의 명령을 근육으로 전달하는 것은 '운동 경로'라고 불러.

척수는 반사 작용을 담당하고 있어. 손에 뜨거운 물체가 닿았을 때, 얼른 손을 떼는 반응은 뇌로 가지 않고 척수에서 바로 처리하는 거야. 화상을 방지해야 하니까 빠르게 반응해야 하는 거지. 즉 반사 작용이란 무의식적으로 빠르게 반응해 몸을 보호하고 살아갈 수 있도록 돕는 중요한 과정인 셈이야.

몸의 통신 네트워크, 말초신경계

중추신경계를 제외한 부분에 있는 신경들을 말초신경계

라고 해. 중추신경계와 몸의 다른 모든 부분을 연결하는 역할을 하지. 말초신경계는 크게 나누어 **체성신경계**와 **자율신경계**, 두 부분으로 나눌 수 있어.

체성신경계는 이를테면 우리가 마음대로 조종할 수 있는 리모컨이라고 생각하면 좋아. 우리는 손이나 발을 움직이고 싶을 때 움직이고 멈추고 싶을 때 멈추잖아. 이렇게 우리가 의식적으로 조절할 수 있는 신경이 체성신경계이야.

반면에 자율신경계는 우리 마음대로 움직이거나 멈출 수 없는 신경이야. 우리의 의식과 상관없이 자동으로 작동하는 것으로 숨을 쉬거나, 소화를 하거나, 심장이 뛰는 것들이지. 자율신경계는 다시 교감신경계와 부교감신경계로 나뉘어. 시험 볼 때 긴장해서 심장 박동이 빨라졌다면 이건 교감신경계가 작동한 거야. 마침내 시험이 끝나 심장 박동이 느려지고 몸이 편안해졌다면 이건 부교감신경계의 작용이지.

신경계의 기본 단위, 신경세포

신경계를 구성하는 세포를 신경세포_{뉴런}라고 불러. 우리가 생각하고, 움직이고, 느낄 수 있는 건 모두 이 조그만 세

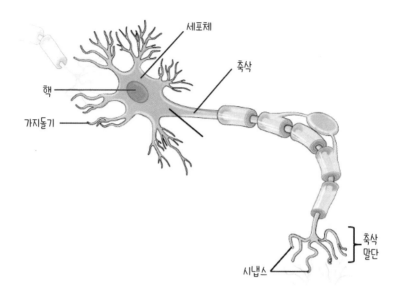

세포체

축삭

핵

가지돌기

축삭 말단

시냅스

신경세포(뉴런)

포들 덕분인 거지. 신경세포는 그림과 같이 세포체, 가지돌기 그리고 축삭, 이렇게 세 부분으로 나눌 수 있어.

신경세포의 본부 역할을 하는 세포체는 둥글거나 타원형 모양으로 생겼어. 나무를 튼튼히 지탱하는 몸통처럼 세포체는 신경세포를 지탱하는 거야.

가지돌기는 세포체에서 뻗어 나온 작은 가지를 가리켜. 가지돌기는 나무의 가지와 같다고 생각하면 좋아. 가지가 햇빛을 받아들이듯이 가지돌기는 다른 신경세포들로부터 신호를 받아들이는 거야. 가지돌기는 그 수가 아주 많아서

동시에 여러 세포의 신호를 받을 수 있어.

세포체에서 길게 뻗어나가는 긴 선처럼 생긴 건 축삭이라고 해. 마치 물과 영양분을 빨아올려 다른 곳으로 보내는 나무의 긴 뿌리처럼 축삭은 세포체에서 만들어진 신호를 다른 세포로 보내게 돼. 축삭의 끝은 다른 신경세포의 가지돌기와 이어지게 되는데, 이 부분을 '시냅스'라고 불러.

책상 위에 놓인 책을 책꽂이에 꽂는다고 생각해 볼까? 뇌의 신경세포에서 손을 움직이라는 신호가 만들어져. 그 신호는 축삭을 따라 이동하고, 다른 신경세포로 전달돼. 많은 신경세포를 거친 신호는 결국 손의 근육까지 이어지고 손을 움직여 책을 집어 책꽂이에 꽂는 거야. 긴 과정이지만 신경세포가 신호를 전하는 속도가 매우 빠르기 때문에 순식간에 일어나는 것처럼 느껴지지.

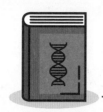

알아두면 힘이 되는
의학 용어 풀이

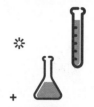

중추신경계	신경계의 핵심 부분으로, 뇌와 척수로 구성됨. 우리 몸의 모든 신경 활동을 조정하고 통제한다.
말초신경계	중추신경계와 몸의 나머지 부분을 연결하는 신경망으로, 체성신경계와 자율신경계로 구성된다.
뇌	우리의 모든 생각, 감정, 기억, 움직임, 감각을 조절하는 기관으로, 머리뼈 속에 보호되어 있으며 대뇌, 소뇌, 뇌간으로 구성된다.
체성신경계	말초신경계의 한 부분으로, 의식적인 움직임을 조절하고 외부 환경에서 오는 감각을 느끼게 해 주는 신경 시스템이다.
자율신경계	말초신경계의 한 부분으로, 의식하지 않아도 자동으로 몸의 내부 환경을 조절해 주는 신경 시스템을 말한다. 교감신경계와 부교감신경계로 구성된다.

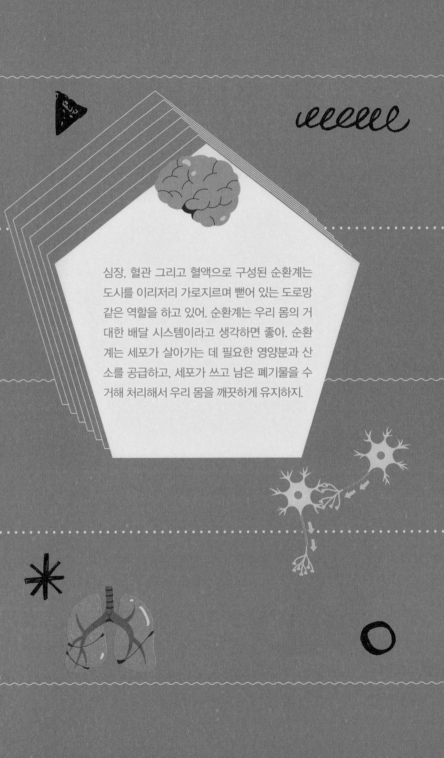

심장, 혈관 그리고 혈액으로 구성된 순환계는
도시를 이리저리 가로지르며 뻗어 있는 도로망
같은 역할을 하고 있어. 순환계는 우리 몸의 거
대한 배달 시스템이라고 생각하면 좋아. 순환
계는 세포가 살아가는 데 필요한 영양분과 산
소를 공급하고, 세포가 쓰고 남은 폐기물을 수
거해 처리해서 우리 몸을 깨끗하게 유지하지.

5

배달 지원팀, 순환계

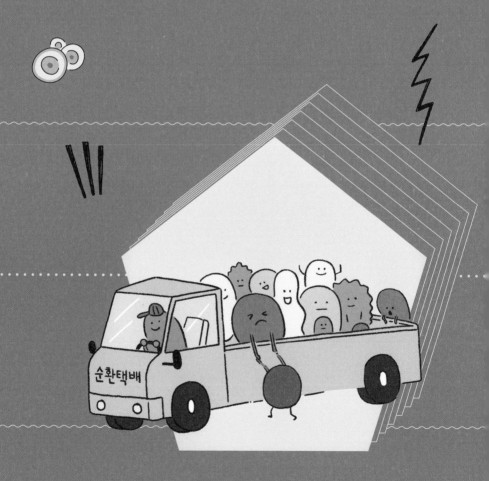

心장, 혈관 그리고 혈액으로 구성된 순환계는 도시를 이리
저리 가로지르며 뻗어 있는 도로망 같은 역할을 하고 있어.
순환계는 우리 몸의 거대한 배달 시스템이라고 생각하면 좋
아. 순환계는 세포가 살아가는 데 필요한 영양분과 산소를
공급하고, 세포가 쓰고 남은 폐기물을 수거해 처리해서 우
리 몸을 깨끗하게 유지하지.

심장, 순환계의 중심

심장은 모든 버스가 출발하는 커다란 버스 터미널처럼 몸
전체로 떠나는 혈액의 시작점 역할을 해. 산소와 영양분을
가득 담은 신선한 혈액을 혈관으로 힘차게 뿜어내어 몸 전
체로 퍼져 나가게 하는 거야.

심장이 수축하는 힘이 얼마나 세냐면 만약 대동맥이 잘린
다면 피가 3미터나 솟구칠 정도야.

영어 단어 heart하트는 원래는 심장을 뜻하지만, 마음이라
는 뜻도 있어. 옛날 사람들은 사람의 마음이 심장에서 나온
다고 생각했거든. 하지만 우리가 좋아하는 사람에게 사랑의
의미를 담아 보내는 하트 이모티콘은 실제 심장의 모양과는
전혀 달라.

왼쪽 가슴뼈 안쪽에 자리 잡은 심장은 크기는 자기 주먹
크기만 하고 무게는 300그램 정도 돼. 남자가 여자보다 약
간 무겁지. 심장은 네 개로 구역으로 분리되어 있어. 위쪽은
심방왼쪽은 좌심방, 오른쪽은 우심방이라 부르고, 아래쪽은 심실왼
쪽은 좌심실, 오른쪽은 우심실이라고 불러. 심방과 심실 사이 그리

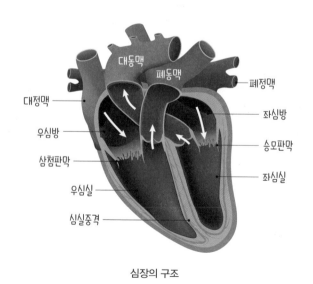

심장의 구조

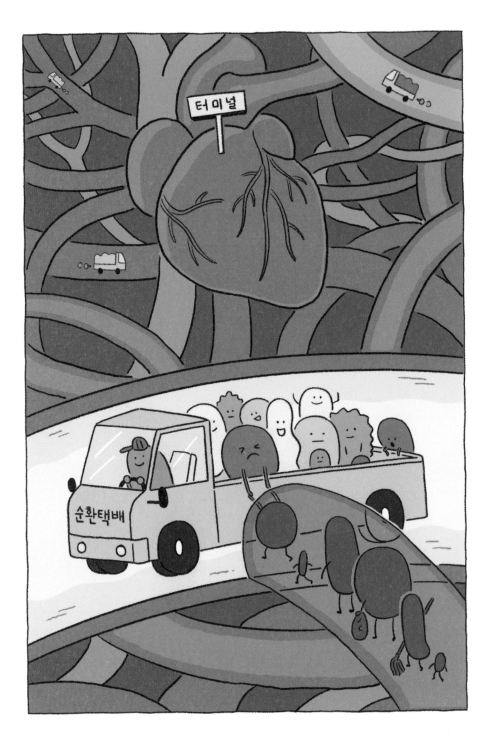

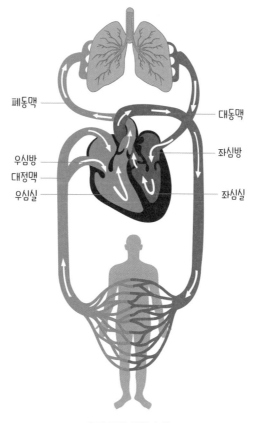

폐동맥

대동맥

우심방

좌심방

대정맥

우심실

좌심실

우리 몸의 혈액 순환

고 심실에서 대동맥과 폐동맥으로 나가는 부분에는 '판막'이

라고 부르는 문이 있는데, 판막이 열리고 닫히면서 혈액이

흐르게 돼.

혈액이 온몸을 도는 과정을 알아보자. 그림에서 빨갛게

표시된 혈관에는 산소가 풍부한 혈액이 들어 있고, 파랗게

표시된 혈관은 산소는 적고 이산화탄소가 많은 혈액이 흐르고 있어.

첫 번째 정거장은 우심방이야. 이곳의 혈액은 산소와 영양분은 적어. 대신 온몸을 다니며 모은 이산화탄소와 노폐물을 포함하고 있지. 이제 혈액은 우심실과 폐동맥을 지나 폐로 가야 해. 혈액은 폐에서 폐기물을 내려놓고 대신 산소가 함유된 신선한 공기를 받아. 폐를 떠난 혈액은 폐정맥을 따라 좌심방을 통해 심장으로 다시 돌아와, 이때 우심실에서 폐를 거쳐 좌심방으로 되돌아오는 것을 **폐순환**이라고 불러.

조금 더 힘을 내 좌심실로 이동한 혈액은 이제 대동맥을 지나 온몸 전체로 힘차게 퍼져 나가. 좌심실의 근육은 특히 두껍고 튼튼해서 혈액을 온몸으로 내보낼 만큼 강력하게 수축하기 때문이지. 깊은 땅속의 물을 뽑아 올리는 강력한 펌프를 상상하면 될 거야. 온몸을 돌며 산소와 영양분을 배달한 혈액은 여행 도중에 받은 폐기물을 싣고 다시 대정맥을 통해 우심방으로 돌아와 다음 여행을 준비하게 돼.

이렇게 좌심실에서 시작해 온몸의 조직을 거쳐 다시 우심방으로 돌아오는 것을 **온몸순환**이라고 하지. 심장을 떠난 혈액이 심장으로 되돌아오는 데 걸리는 시간은 약 1분 정도야.

평생 쉬지 않고 열심히 일하는 심장은 1분에 약 70회를 뛰어. 심장의 박동수는 하루 평균 약 10만 번이고, 평생 약 35억 번 정도 뛰는 셈이지. 한 번 박동할 때마다 약 70밀리리터의 혈액이 심장에서 나가니까, 심장은 1분에 약 5리터 가까운 혈액을 뿜어내는 거야.

혈관, 몸 전체를 연결하는 교통망

심장에서 출발한 혈액이 흐르는 길은 관처럼 생긴 혈관이야. 혈관은 우리 몸의 고속도로 같은 역할이지. 혈관 속을 흐르는 혈액은 도로를 달리는 자동차와 같아. 폐에서 받아들인 신선한 산소와 소화기관에서 흡수한 영양소가 혈관을 통해 온몸으로 전해져 세포가 살아갈 힘을 얻는 거지.

혈관은 동맥, **모세혈관** 그리고 정맥, 세 가지로 구성되어 있어. 우리 몸 구석구석 이르지 않는 곳이 없을 정도이니 혈관의 길이는 엄청 길지. 온몸의 혈관을 한 줄로 이으면 무려 10만 킬로미터나 되어 지구를 두 바퀴 반이나 돌 수 있을 정도지.

동맥은 심장이 펌프질한 혈액을 몸의 조직과 기관으로 보내는 큰 길이야. 좌심실은 강력한 힘으로 혈액을 뿜어내기 때문에 이를 받아들이는 대동맥은 두껍고 탄력성이 좋아. 따라서 동맥은 높은 압력을 잘 견딜 수 있지. 이때 동맥벽에 가해지는 압력힘을 '혈압'이라고 불러.

혈압은 수축기 혈압최고 혈압, 심장이 피를 뿜어내는 순간의 압력과 확장기 혈압최저 혈압, 심장이 쉴 때의 압력 두 가지 숫자로 표현해. 예를 들어 혈압이 '120/80'이라면 120은 수축기 혈압이고, 80은 확장기 혈압이라는 뜻이야.

동맥은 심장에서 멀어지며 중동맥, 소동맥, 세동맥으로 갈라져 모세혈관으로 이어져. 모세혈관은 적혈구가 하나 지날 정도로 아주 가는 혈관인데, 조직과 세포 근처를 지나며

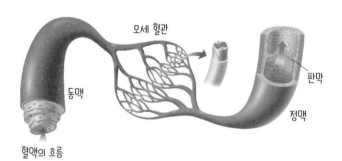

모세 혈관

판막

동맥

정맥

혈액의 흐름

산소와 영양분을 전달하고 이산화탄소와 노폐물을 받아들이는 역할을 해. 동맥을 고속도로에 비유한다면 모세혈관은 구석구석까지 이어지는 마을길이나 논두렁길이라고 할 수 있어.

몸의 조직과 기관에 산소와 영양분을 전해 준 혈액은 정맥을 거쳐 다시 심장으로 돌아가야 해. 정맥에는 혈액이 역류하지 않게 도와주는 판막밸브이 있어서 한 방향으로만 흐르게 돼.

혈액의 역할

필요한 물건을 배달해 주고 불필요한 포장재를 거둬 가는 택배기사처럼 혈액은 우리 몸 곳곳에 필요한 영양분과 산소를 전해 주고, 쓰고 남은 노폐물을 수거하는 역할을 해. 몸무게가 70킬로그램인 남자 어른은 몸무게의 7~8%인 5리터 정도의 혈액을 가지고 있어.

병원에서 채혈해 본 적 있어? 갓 뽑은 혈액은 붉은색이지만, 시험관에 넣어 하루 정도 두면 크게 2개의 층으로 분리되는 것을 볼 수 있어. 그림에서처럼 위층은 혈장이라고 부

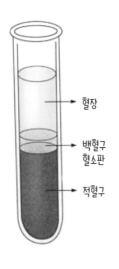

혈장
백혈구
혈소판
적혈구

르는 연한 노란색의 액체 성분이야. 혈장은 혈액 부피의 약 55%를 차지하는데 물이 대부분90%이고, 그 외에 나트륨이나 칼륨 같은 전해질, 영양소, 응고인자, 호르몬 등이 들어 있어. 그리고 붉은색의 아래층에는 적혈구가 들어 있고, 가운데 얇은 회색 띠에 있는 건 백혈구와 혈소판이야.

오목한 원반 모양으로 생긴 적혈구는 혈액 세포 중 가장 수가 많아. 찻숟가락 하나 정도의 피에 들어 있는 적혈구의 숫자는 약 250억 개나 될 정도지. 적혈구가 하는 일은 한 가지밖에 없어. 바로 산소 운반이지. 이를 위해 적혈구는 산소 분자가 잘 달라붙는 '헤모글로빈'이라는 단백질을 가지고 있어. 적혈구에는 핵이 없어서 더 많은 헤모글로빈을 담을 수 있고 더 효율적으로 산소를 운반할 수 있는 거야. 헤모글로빈은 산소와 결합하면 밝은 붉은색으로 변해서 혈액이 빨간색으로 보이는 거지.

적혈구의 수명은 약 4개월이야. 그동안 쉴 새 없이 온몸을 약 15만 번 정도 돌아다니며 바쁘게 일한 적혈구는 비장

^{지라}에서 제거되고 골수에서 만들어진 새로운 적혈구가 그 자리를 채우게 돼.

백혈구는 혈액 부피 중 1%도 채 되지 않지만 하는 일은 매우 중요해. 우리 몸을 병원균이나 감염으로부터 보호하는 역할을 하거든. 백혈구는 적혈구보다 2배 정도 크고 핵이 있어. 상처가 생겼을 때 시간이 지나면 고름이 생기는데, 고름에는 몸에 침입한 세균과 열심히 싸우고 장렬히 전사한 백혈구의 시체가 포함되어 있지.

혈액의 네 가지 요소 중 마지막인 혈소판은 혈액의 응고에 핵심적인 역할을 하는 작은 세포 조각이야. '응고'란 상처가 났을 때 피가 멈추도록 하는 자연스러운 방어 과정을 말해. 피부나 혈관에 상처가 나면 혈소판이 출동해 손상된 부분을 빠르게 수리해서 혈액이 더 이상 흐르지 않게 해 주지.

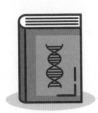

알아두면 힘이 되는
의학 용어 풀이

심장   혈액을 온몸에 순환시켜 산소와 영양분을 공급하고, 이산화탄소와 노폐물을 제거하는 역할을 하는 기관으로 두 개의 심방^{우심방과 좌심방}과 두 개의 심실^{우심실과 좌심실}로 되어 있다.

혈관   심장에서 몸의 각 부위로 혈액을 운반하는 통로 역할을 하는 관이다.

혈액   산소와 영양분을 몸의 각 부위로 운반하고, 노폐물과 이산화탄소를 제거하는 액체 조직이다. 혈장, 적혈구, 백혈구, 혈소판 등으로 구성된다.

폐순환   심장에서 폐로 혈액을 보낸 뒤 산소를 공급받아 다시 심장으로 돌아오는 과정이다.

온몸순환   심장에서 출발한 혈액이 몸의 모든 부분에 산소와 영양분을 공급하고, 다시 심장으로 돌아오는 과정이다.

모세혈관   동맥과 정맥을 연결하는 아주 가는 혈관을 말한다. 조직과 세포에 산소와 영양분을 전달하고 이산화탄소와

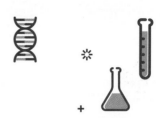

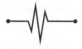

노폐물을 제거하는 역할을 한다.

채혈 헌혈이나 혈액검사를 위해서 병원이나 보건소 등에서
피를 뽑는 것을 말한다. 주로 정맥이나 손가락 끝에서
뽑으며, 혈당, 콜레스테롤, 철분 수치 등을 확인한다.

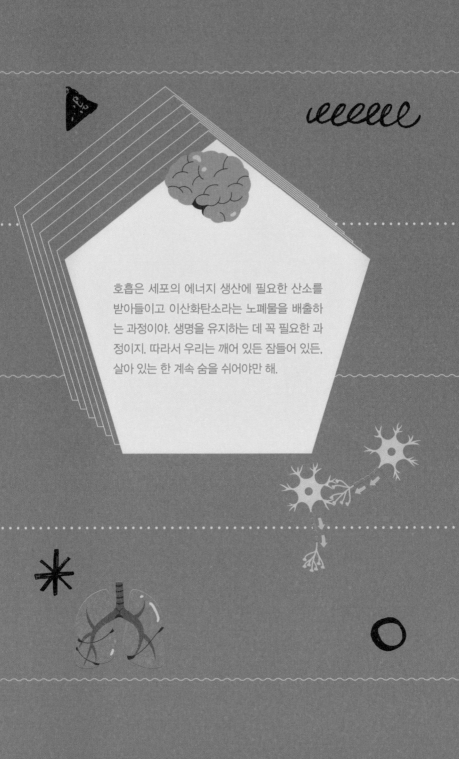

호흡은 세포의 에너지 생산에 필요한 산소를 받아들이고 이산화탄소라는 노폐물을 배출하는 과정이야. 생명을 유지하는 데 꼭 필요한 과정이지. 따라서 우리는 깨어 있든 잠들어 있든, 살아 있는 한 계속 숨을 쉬어야만 해.

6

공기 관리팀, 호흡계

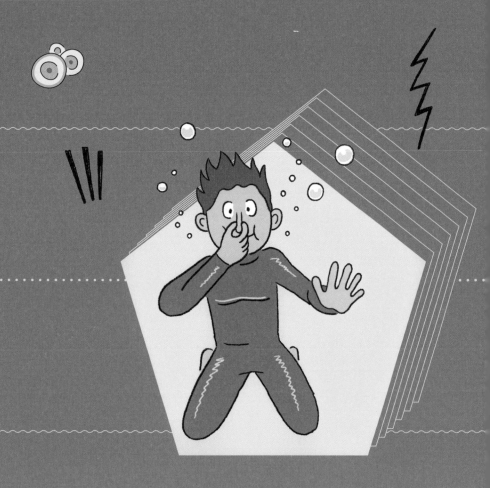

친구들과 수영할 때 물속에 잠수해서 숨 참기 내기를 해
본 적 있어? 아마 몇십 초 참기도 힘들 거야. 물속 숨 참기
세계 기록 보유자는 크로아티아 출신의 부디미르 부다 쇼
바트인데, 무려 24분 33초 동안이나 잠수했다고 해. 누구나
어느 정도 시간이 지나면 물 밖으로 나와 숨을 쉬어야만 하
지. 그런데 왜 우리는 숨을 쉬어야 할까?

산소는 받고 이산화탄소는 내보내고

　호흡은 세포의 에너지 생산에 필요한 산소를 받아들이고
이산화탄소라는 노폐물을 배출하는 과정이야. 생명을 유지
하는 데 꼭 필요한 과정이지. 따라서 우리는 깨어 있든 잠들
어 있든, 살아 있는 한 계속 숨을 쉬어야만 해. 그 횟수는 하
루 약 2만 번, 1년 약 730만 번, 그리고 평생 약 5억 5,000
만 번이나 돼.

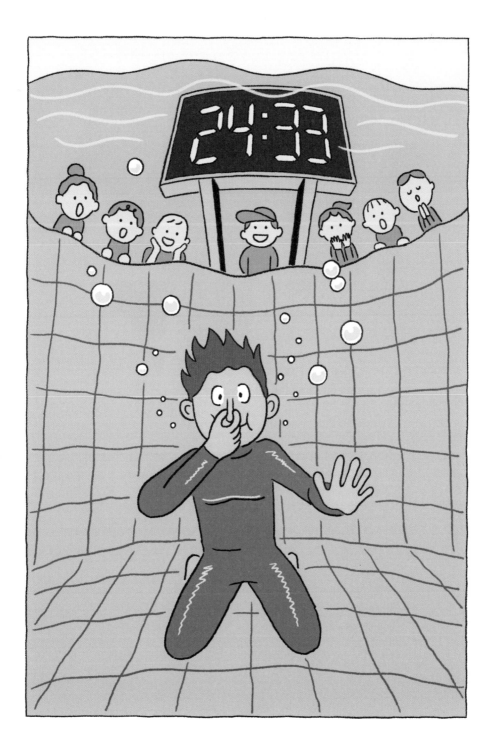

호흡 과정을 간단히 살펴보자. 먼저 코와 입을 통해 공기를 받아들여. 들어온 공기는 커다란 통로인 기관을 지나서 기관지를 거쳐 산소를 처리하는 공장인 폐로 들어가고, 여기서 혈액으로 전달되는 거야.

폐는 세포가 일을 하고 남은 쓰레기인 이산화탄소를 모아 반대 과정인, 즉 기관지, 기관 그리고 코와 입을 거쳐 밖으로 내보내지. 즉 우리가 숨을 들이마시는 것은 산소를 배달하는 과정이고, 숨을 내쉬는 것은 이산화탄소를 배출하는 과정이야.

호흡계의 사총사

코와 입은 공기를 들이마시는 첫 번째 통로야. 여기서 공기는 따뜻해지고, 코털과 끈끈한 콧물이 먼지와 세균을 걸러내지. 그러니까 코와 입은 공기청정기 역할을 한다고 생각해도 좋아.

이제 공기는 **후두**를 거쳐 **기도**로 넘어가야 해. 그런데 식도와 기도는 서로 통해 있어. 우리가 먹고 마시는 음식과 공기는 어떻게 섞이지 않고 음식은 식도로, 공기는 기도로 들

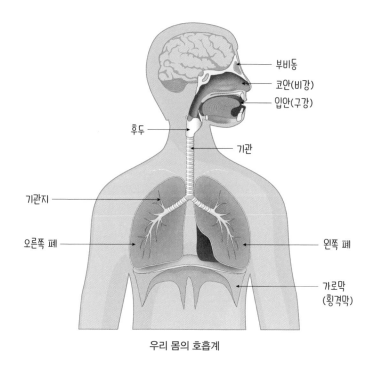

우리 몸의 호흡계

어가는 걸까?

　그건 **후두덮개**^{후두개} 덕분이야. 후두덮개는 보통은 열려 있
어서 우리가 숨을 쉴 수 있게 해 주는데, 음식물을 삼킬 때
는 닫혀. 그러면 기도 입구가 막혀서, 음식물은 기도로 넘어
가지 않고 식도로 내려가게 되는 거야. 하지만 박자가 잘 맞
지 않으면 음식물이나 침이 기도로 들어갈 수 있지. 그러면
심하게 기침하게 되는데, 이것을 '사레가 들렸다'고 표현해.
음식과 공기가 다니는 통로가 다르면 편할 텐데 말이야.

공기가 폐로 들어가기 전 거쳐야 하는 통로인 **기관**은 큰 파이프처럼 생겼어. 후두 바로 아래에서 시작해서 가슴 안쪽으로 길게 내려가지. 기관은 끝부분에서 두 갈래로 나뉘어. 이것이 바로 기관지인데, 각각 왼쪽과 오른쪽 폐로 이어지지. 기관지는 점점 더 작은 관들로 갈라져 '세기관지'가 되는데, 이 작은 관들을 통해 공기가 폐의 곳곳으로 고르게 전달될 수 있어.

세기관지는 **허파꽈리**^{폐포}라는 공간으로 연결돼. 포도송이처럼 생긴 막으로 둘러싸인 공간이 바로 허파꽈리야. 이곳에서는 공기의 산소와 적혈구가 가져온 이산화탄소의 교환이 일어나지. 이를 **가스교환**이라고 불러. 폐에서 산소를 얻은 혈액은 심장을 거쳐 온몸을 여행하게 되지.

폐의 무게는 약 1.1킬로그램이지만, 가슴 안에서 차지하는 공간은 매우 커. 양쪽 폐는 대칭이 아니야. 왼쪽 폐는 심장 때문에 약간 파인 모양을 하고 있지. 그런데 폐의 호흡 운동을 돕는 구조물이 있어. 그건 바로 **가로막**^{횡격막}이라는 얇은 근육으로 이루어진 막이야. 가로막은 폐를 아래로 잡아당겨 더 힘차게 폐가 움직이도록 도와주지. 덕분에 호흡의 효율은 훨씬 더 높아질 수 있어.

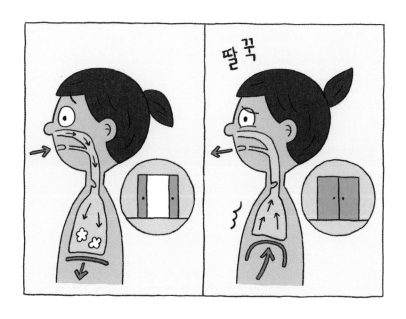

딸꾹질해 본 적 있지? 딸꾹질은 가로막이 갑작스럽게 경련하면서 수축하는 현상이야. 이때 공기가 빠르게 폐로 들어가고, 후두가 놀라서 갑자기 닫히면서 '딸꾹' 하는 소리가 나. 창문으로 바람이 들어와 열려 있던 방문이 갑자기 '쾅' 하고 닫히는 현상과 비슷해. 딸꾹질은 대부분 시간이 조금 지나면 멈춰.

세계에서 가장 오래 딸꾹질을 한 사람은 미국의 찰스 오스본이야. 1912년부터 1990년까지 무려 68년 5개월간 잠잘 때만 빼고 계속 딸꾹질을 했대. 얼마나 괴로웠을까?

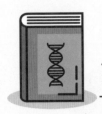

알아두면 힘이 되는
의학 용어 풀이

호흡	몸이 산소를 들이마시고 이산화탄소를 내보내는 과정, 즉 숨쉬기. 호흡에 관여하는 주요 기관에는 코와 입, 기관, 기관지 그리고 폐가 있다.
후두	목에 있는 기관으로 공기가 폐로 들어가고 나가는 통로 역할을 한다. 목소리를 내는 성대가 있다.
기도	공기가 코나 입을 통해 폐로 들고나는 통로이다.
후두덮개(후두개)	목구멍에 있는 작은 판 모양을 한 구조물로, 음식이나 액체가 기도로 들어가지 않도록 보호한다.
기관	몸과 폐를 연결하는 관으로, 폐로 공기가 들어가고 나오는 길이다.
폐	호흡을 통해 몸에 산소를 공급하고, 이산화탄소를 제거하는 역할을 한다.
허파꽈리(폐포)	폐 안에 있는 작은 공기주머니로 산소와 이산화탄소의 교환이 이루어지는 장소이다.
가스교환	폐에서 산소와 이산화탄소가 교환되는 과정이다.

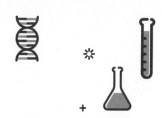

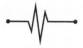

가로막(횡격막)	폐 아래에 있는 근육으로, 가슴과 배를 나누고 호흡을 돕는다.
딸꾹질	가로막 근육이 갑자기 수축하면서 발생하는 것으로, 공기가 빠르게 폐로 들어가고 후두가 갑자기 닫히면서 '딸꾹' 소리가 나는 현상을 말한다.

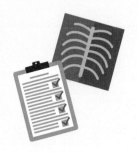

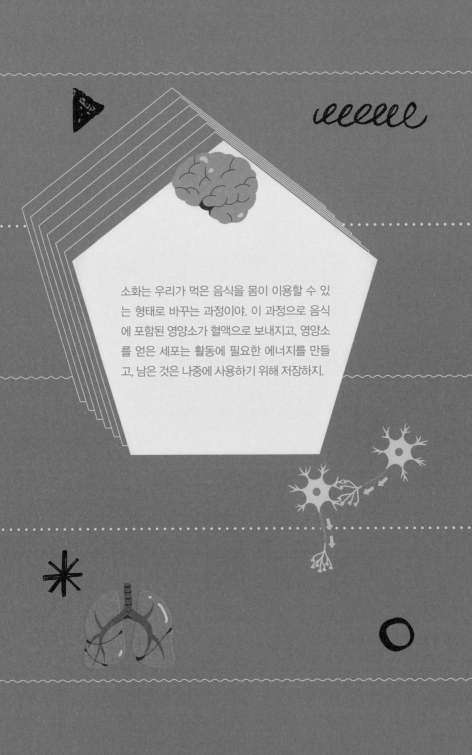

소화는 우리가 먹은 음식을 몸이 이용할 수 있는 형태로 바꾸는 과정이야. 이 과정으로 음식에 포함된 영양소가 혈액으로 보내지고, 영양소를 얻은 세포는 활동에 필요한 에너지를 만들고, 남은 것은 나중에 사용하기 위해 저장하지.

7

음식 처리 시스템, 소화계

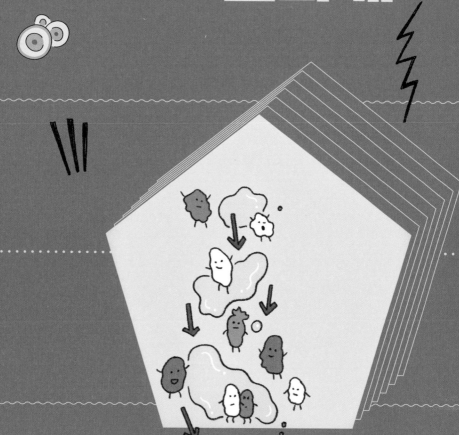

사람에게 먹는 일보다 중요한 게 있을까? 우리는 옷을 입지 않아도 살 수 있고, 집이 없어도 살 수 있지만, 음식이 없으면 살 수 없지. 그리고 보면 '의식주' 중에서 가장 중요한 건 '식'인 셈이야. 이번에는 우리가 먹은 음식을 처리하는 '소화계'에 대해서 알아보자.

기계적 소화와 화학적 소화

소화는 우리가 먹은 음식을 몸이 이용할 수 있는 형태로 바꾸는 과정이야. 이 과정으로 음식에 포함된 영양소가 혈액으로 보내지고, 영양소를 얻은 세포는 활동에 필요한 에너지를 만들고, 남은 것은 나중에 사용하기 위해 저장하지.

소화 과정은 크게 두 가지 단계로 나눌 수 있어.

첫 번째는 **기계적 소화** 과정이야. 음식물을 물리적인 힘으로 잘게 부수고 혼합해 이동시키는 것을 말해. 이 과정은 저

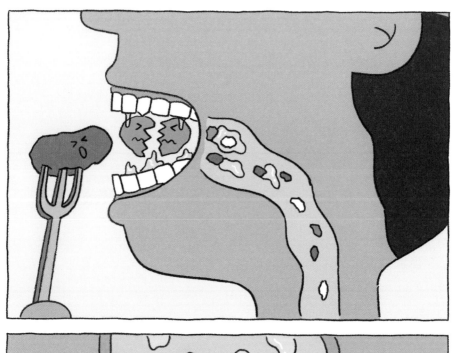

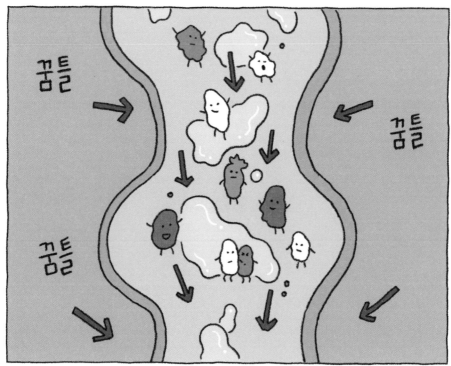

작운동과 **연동운동**으로 이루어져. 저작운동은 씹는 운동이야. 음식은 꼭꼭 씹어 먹어야 한다는 말 많이 들어봤지? 잘 씹을수록 소화에 도움이 되고 기억력과 집중력도 향상되거든. 턱을 움직이면 뇌로 피가 많이 모이고 산소도 많이 공급되기 때문이지.

연동운동은 소화관^{식도, 위, 장}의 근육이 수축과 이완을 반복해 음식물을 아래로 내려보내는 거야. 움직이는 모양이 꿈틀꿈틀하기 때문에 '꿈틀운동'이라고도 불러.

두 번째는 **화학적 소화** 과정이야. 작은 조각으로 분해된 음식의 구조가 소화 효소에 의해 변하는 과정을 가리켜. 즉 탄수화물은 포도당으로, 단백질은 아미노산으로 그리고 지방은 지방산 같은 작은 분자로 바뀌는 거야. 이렇게 변한 영양소들은 소장의 장벽을 통해 혈액으로 이동하는데, 이 과정을 **흡수**라고 하지.

입에서 항문까지

소화계는 **입**에서 시작해서 **식도**, **위**, **소장**^{작은창자}, **대장**^{큰창자} 그리고 직장과 항문까지 이어지는 길이 약 9미터의 긴 시스템이야. 그리고 **간**, **췌장**^{이자}, **담낭**쓸개은 소화를 돕는 보조 기관으로 분류할 수 있어. 입에 들어간 음식이 항문으로 나오기까지는 보통 하루 이상이 걸려.

입은 소화의 첫 단계야. 입에 들어간 음식물은 이치아에 의해서 잘게 잘리게 돼. 앞니 8개는 자르고, 송곳니 4개는 잘게 찢고, 어금니 16개는 갈고 부수는 역할을 하지. 음식물은 작은 조각으로 쪼개지면서 침과 섞여. 침에는 '아밀라아제'라는 탄수화물녹말을 소화하는 효소가 들어 있어. 그러니까 이는 기계적 소화의 시작이고, 침은 화학적 소화의 시작인 셈이야.

식도는 삼킨 음식물이 위장으로 이동하는 통로야. 식도의 근육은 연동운동을 하면서 음식물을 내려보내.

영어 'J'자 비슷한 주머니 모양으로 생긴 위는 비었을 때는 용량이 50밀리리터 정도지만, 음식을 먹으면 보통 1.5~2리터까지 늘어나. 위에서는 강한 산과 효소로 음식을 분해해서 죽 같은 액체로 만들어. 위는 영양소를 흡수하는 기능은 거의 없고 음식물을 임시로 저장하는 역할을 해.

위 옆에는 간이 자리 잡고 있어. 간은 직접 소화 과정에 참여하지는 않지만, 쓸개즙을 만들어 화학적 소화를 돕지.

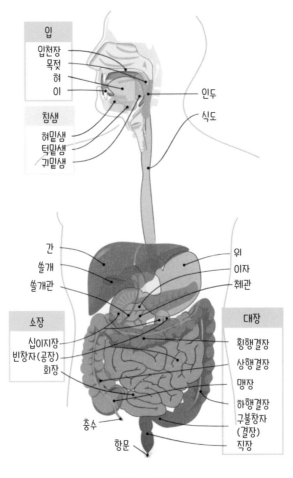

입
입천장
목젖
혀
이

침샘
혀밑샘
턱밑샘
귀밑샘

인두
식도

간
쓸개
쓸개관

위
이자
췌관

소장
십이지장
빈창자(공장)
회장

대장
횡행결장
상행결장
맹장
하행결장
구불창자
(결장)
직장

충수
항문

우리 몸의 소화계

쓸개즙을 만드는 곳은 간이지만, 저장되는 곳은 쓸개_{담낭}야.

위 뒤에는 소화계를 숨어서 돕는 췌장이 숨어 있어. 췌장
은 '인슐린'이나 '글루카곤' 같은 혈당조절에 중요한 호르몬

을 만드는 역할도 하지만, '이자액'을 소장으로 분비해서 탄
수화물, 단백질, 지방의 소화를 도와주거든.

이제 위는 소장으로 이어져. 십이지장^{샘창자}, 공장^{빈창자}
그리고 회장^{돌창자}을 합해서 부르는 이름인 소장은 지름이
3~4센티미터의 작은 관으로 길이는 7미터 정도야. 소장은
몸에 필요한 영양소를 본격적으로 흡수하는 역할을 해. 소
장 벽에는 작은 털 같이 생긴 '융모'가 엄청나게 많아. 융모
덕분에 영양소는 아주 효율적으로 흡수될 수 있지.

영양소가 흡수되고 남은 찌꺼기는 소화계의 마지막 관문
인 대장으로 이동해. 맹장^{막창자}, 결장^{잘록창자}, 직장^{곧창자} 그
리고 항문으로 구성된 대장은 길이가 1.5미터 정도 되는 굵
은 관이야. 이곳에서는 수분을 흡수하고 대변을 만들어 내
보내는 일을 하지.

맹장염이라고 들어봤어? 사실 올바른 용어는 '충수염'인
데, 맹장 끝에 있는 충수^{막창자꼬리}에 생기는 염증을 말해. 충
수는 하는 일이 딱히 없는 기관이야.

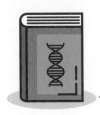

알아두면 힘이 되는
의학 용어 풀이

기계적 소화 음식물을 물리적인 힘으로 잘게 부수고 섞어서 소화를 돕는 과정이다.

저작운동 음식을 먹을 때 입에서 치아로 씹는 과정이다.

연동운동 소화관의 근육이 수축과 이완을 반복해 음식물을 앞
(꿈틀운동) 으로 밀어내는 움직임이다.

화학적 소화 소화 효소를 사용해 음식물을 잘게 분해하는 과정으로, 음식물은 더 작은 영양소로 분해되어 몸이 흡수할 수 있게 된다.

흡수 소화된 영양소가 몸속, 즉 혈액으로 들어가는 과정을 말한다.

입 소화와 발음을 돕고, 호흡을 보조하는 기관. 즉 입은 음식을 먹고, 말하고, 숨을 쉴 수 있게 해 주는 입구 역할을 한다.

식도 입과 위를 연결하는 길고 좁은 관으로, 삼킨 음식을 위로 보내는 길이다.

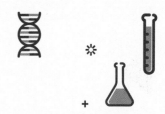

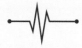

위	먹은 음식을 저장하고 소화하는 주머니 모양의 기관. 음식물을 일시적으로 저장하고, 소화액을 이용해 잘게 다진다.
소장(작은창자)	음식물을 마지막으로 소화하고, 영양소를 흡수하는 길이 7미터의 긴 관. 십이지장, 공장, 회장으로 이루어진다.
대장(큰창자)	소화관의 마지막 관문으로 맹장, 결장, 직장, 항문으로 구성된다. 소장에서 소화와 흡수가 끝나고 남은 찌꺼기를 대변으로 배출한다.
간	위 옆에 있는 기관으로 해독, 영양소 저장, 담즙 생산, 단백질 합성 등 우리 몸의 화학 공장 역할을 한다.
췌장(이자)	위 뒤에 있는 기관으로 소화와 혈당조절에 중요한 역할을 한다.
쓸개(담낭)	간에서 만들어진 쓸개즙을 저장하고 농축하는 작은 주머니 같은 기관이다.

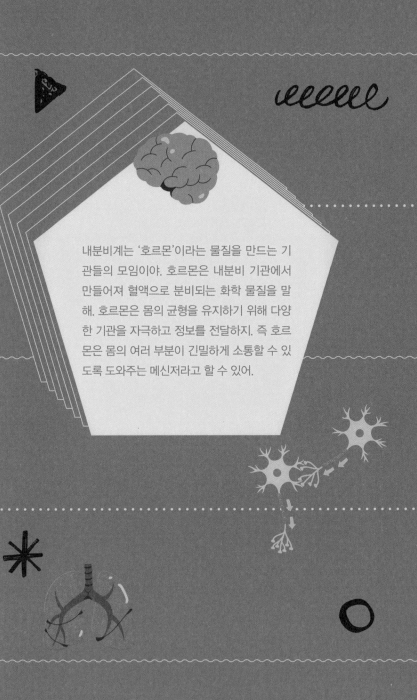

내분비계는 '호르몬'이라는 물질을 만드는 기관들의 모임이야. 호르몬은 내분비 기관에서 만들어져 혈액으로 분비되는 화학 물질을 말해. 호르몬은 몸의 균형을 유지하기 위해 다양한 기관을 자극하고 정보를 전달하지. 즉 호르몬은 몸의 여러 부분이 긴밀하게 소통할 수 있도록 도와주는 메신저라고 할 수 있어.

8

몸의 메신저,
내분비계

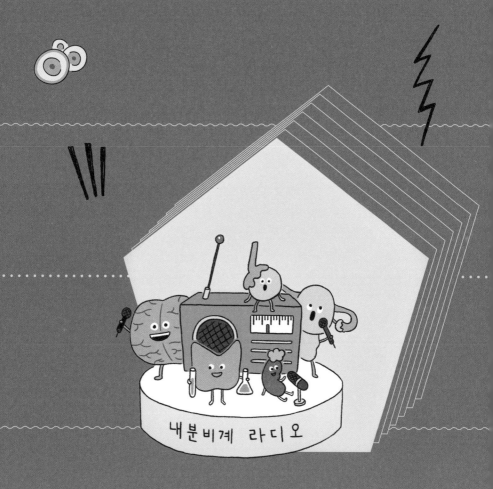

내분비계 라디오

내분비계는 '호르몬'이라는 물질을 만드는 기관들의 모임이야. 호르몬은 내분비 기관에서 만들어져 혈액으로 분비되는 화학 물질을 말해. 호르몬은 몸의 균형을 유지하기 위해 다양한 기관을 자극하고 정보를 전달하지. 즉 호르몬은 몸의 여러 부분이 긴밀하게 소통할 수 있도록 도와주는 메신저라고 할 수 있어.

내분비계와 신경계

내분비계는 앞에서 알아보았던 신경계와 함께 우리 몸의 기능을 조절하고 유지하는 데 매우 중요한 역할을 하는 두 개의 축이야. 두 시스템은 매우 밀접하게 서로 연관되어 작동하지만 몇 가지 차이점이 있어.

내분비계는 호르몬을 만들어 신호를 전달해. 마치 주파수만 맞추면 멀리 떨어져 있어도 들을 수 있는 라디오처럼 더

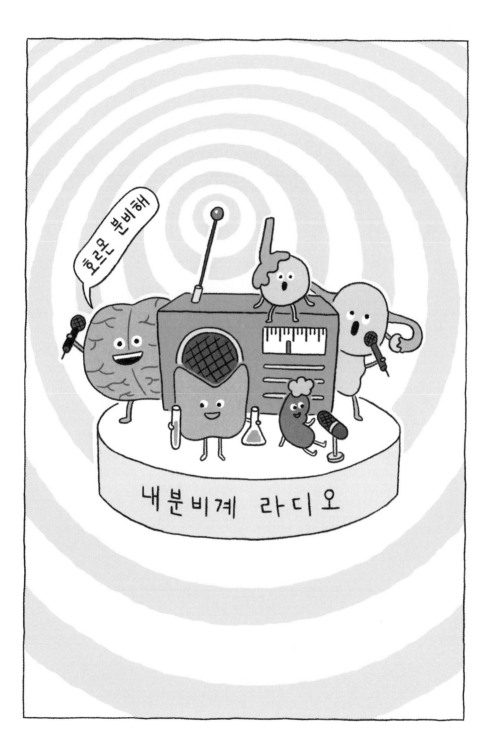

넓게 퍼지고 먼 곳에 있는 조직과 세포의 기능까지 조절할 수 있지. 호르몬을 통한 반응은 대개 느리고 온몸에 영향을 미쳐.

반면에 가까운 두 개의 신경세포가 연결된 시냅스를 통해 신호를 전달하는 신경계는 가까운 세포에만 자극을 전할 수 있어. 아파트 현관과 우리 집을 연결하는 인터폰처럼 말이야. 신경계를 통한 반응은 빠르고 정확한 것이 특징이지.

우리 몸의 중요한 내분비 기관

우리 몸의 중요한 내분비 기관에는 **시상하부, 뇌하수체, 갑상샘, 부신, 난소, 고환** 등이 있어.

시상하부는 내분비계를 총괄하는 최고 중추 역할을 해. 우리 몸의 주변과 내부의 변화와 정보를 종합해 적절한 대응을 할 수 있는 명령을 뇌하수체에 내리지. 명령을 받은 뇌하수체는 부신이나 갑상샘, 난소 같은 호르몬을 만드는 내분비 기관에 그 정보를 전달해 호르몬을 분비하라고 신호를 보내.

목 앞부분에 있는 갑상샘에서는 몸의 에너지 사용과 성

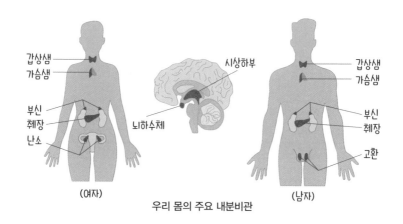

갑상샘
가슴샘
부신
췌장
난소
(여자)

시상하부
뇌하수체

우리 몸의 주요 내분비관

갑상샘
가슴샘
부신
췌장
고환
(남자)

장, 발달을 조절하는 갑상샘호르몬을 만들어. 신장 위에 붙어 있는 부신은 스트레스에 대응하는 호르몬인 **코르티솔**을 분비하지.

소화계에서도 나왔던 췌장에서는 혈당을 조절하는 인슐린과 글루카곤이 만들어져. 그리고 남자의 생식샘인 고환에서는 남성호르몬을, 여자의 생식샘인 난소에서는 여성호르몬을 만들어 분비해.

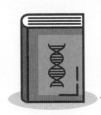

알아두면 힘이 되는
의학 용어 풀이

시상하부	뇌의 작은 부분으로 몸의 다양한 기능, 즉 체온, 식욕, 수면, 호르몬, 감정 등을 조절하는 역할한다.
뇌하수체	시상하부의 아래쪽에 있는 작은 내분비 기관으로, 여러 호르몬을 분비해 몸의 다양한 기능을 조절하는 역할을 한다.
갑상샘	목 앞쪽에 있는 나비 모양의 내분비 기관으로, 몸의 에너지 사용과 성장, 발달을 조절하는 호르몬을 만들어 분비한다.
부신	신장 위에 있는 작은 삼각형 모양의 내분비 기관으로, 스트레스에 반응하는 호르몬을 만들어 분비한다.
난소	여성의 생식 기관 중 하나로 골반 안에 있는 두 개의 작은 기관이다. 여성호르몬을 만들어 분비하고 난자를 만든다.
고환	남성의 생식 기관 중 하나로 음낭 안에 있는 두 개의 작은 타원형 기관으로 남성호르몬을 만들어 분비하고

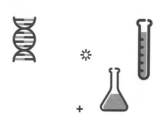

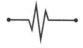

정자를 만든다.

코르티솔　　스트레스 호르몬으로 신장 위에 있는 부신에서 만들
어지며, 주로 스트레스를 받으면 분비된다. 주요 기능
으로는 스트레스 상황에서 신체가 빠르게 반응할 수
있도록 돕고, 혈당을 높이며, 염증을 억제하고, 혈압
을 조절한다. 코르티솔 수치가 높아지면 고혈압, 당뇨
병, 비만 등의 문제가 생길 수 있다.

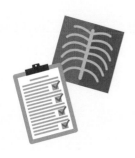

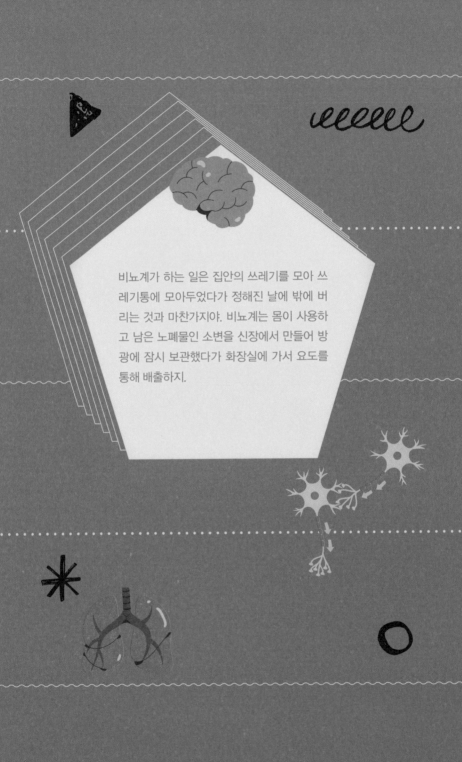

비뇨계가 하는 일은 집안의 쓰레기를 모아 쓰레기통에 모아두었다가 정해진 날에 밖에 버리는 것과 마찬가지야. 비뇨계는 몸이 사용하고 남은 노폐물인 소변을 신장에서 만들어 방광에 잠시 보관했다가 화장실에 가서 요도를 통해 배출하지.

9

정수와 폐수 처리 시스템, 비뇨계

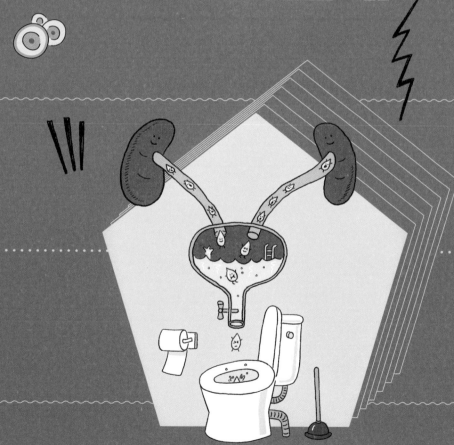

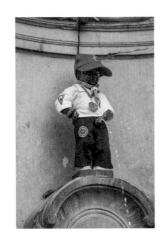

벨기에의 수도 브뤼셀에는 줄리앙이라는 이름을 가진 오줌싸개 동상이 있어. 조각가 제롬 뒤케누아가 1618년에 청동으로 만든 줄리앙은 가끔 옷을 갈아입는다고 해. 벨기에를 방문하는 다른 나라의 사신들이 줄리앙의 옷을 가져오는 것이 전통이거든.

이번에는 배설 기관 역할을 하는 비뇨계에 대해 알아보자.

소변의 여행, 신장에서 요도까지

비뇨계가 하는 일은 집안의 쓰레기를 모아 쓰레기통에 모아두었다가 정해진 날에 밖에 버리는 것과 마찬가지야. 비뇨계는 몸이 사용하고 남은 노폐물인 소변을 신장에서 만들

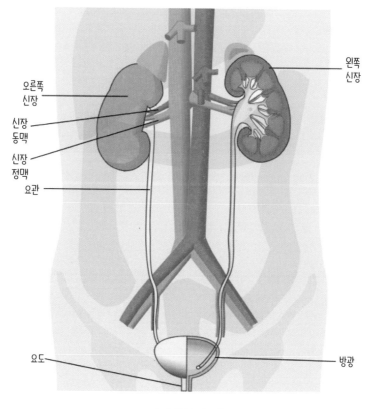

오른쪽
신장

신장
동맥

신장
정맥

요관

왼쪽
신장

요도

방광

우리 몸의 비뇨계

어 방광에 잠시 보관했다가 화장실에 가서 요도를 통해 배
출하지.

강낭콩 모양으로 생겨 '콩팥'이라고도 부르는 **신장**은 가로
막 아래 등 쪽으로 양쪽에 하나씩 2개가 있어. 신장 하나의
무게는 약 150그램 정도인데, 오른쪽 신장은 간 때문에 왼

쪽 신장보다 약간 아래에 위치해.

신장은 몸속의 여과기라고 생각하면 좋아. 커피 추출기의 필터처럼 혈액을 걸러서 노폐물_{소변}은 몸 밖으로 버리고 몸에 필요한 물과 영양소는 다시 몸으로 돌려 보내 사용하도록 해 주는 거야. 신장을 통과하는 혈액은 하루 약 180리터나 되는데, 실제로 배출하는 소변의 양은 1.5리터 정도니까 대부분이 다시 사용된다고 할 수 있어.

소변은 신장과 방광을 잇는 25~30센티미터의 가느다란 **요관**을 통해 **방광**으로 흘러가. 요관은 소변을 운반하는 배수관 같은 역할을 하는 거지. 요관의 근육은 수축과 이완을 통해 소변을 한 방향으로만 흐르게 해. 또 소변의 역류를 방지하기 위해 요관과 방광이 만나는 곳에는 밸브도 있지.

방광은 물을 보관하는 물탱크처럼 소변을 모았다가 필요할 때 배출해. 바람을 불어넣으면 커지는 풍선처럼 방광도 소변이 차면 잘 늘어나. 이런 성질 때문에 축구공을 구하기 어려웠던 옛날에는 물을 넣어 부풀린 돼지 방광을 공으로 이용하기도 했지.

방광에는 소변을 얼마나 보관할 수 있을까? 방광의 용량은 보통 400밀리리터 정도지만, 가득 차면 600밀리리터까

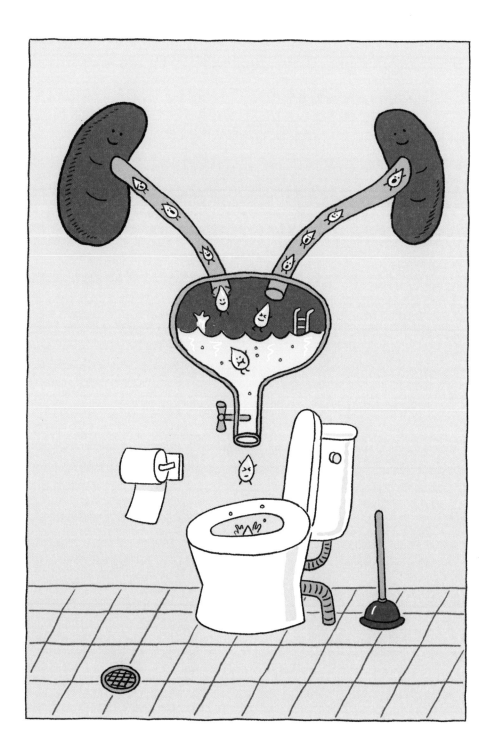

지 저장할 수 있어. 하지만 소변이 250밀리리터 정도 차면 화장실에 가고 싶어지지.

비뇨계의 끝은 소변이 몸 밖으로 나가는 통로인 **요도**야. 수돗물이 나오는 수도꼭지를 생각하면 돼. 요도의 길이는 남자는 약 20센티미터이고 여자는 4센티미터 정도야. 요도에 있는 괄약근 덕분에 우리는 원할 때만 소변을 밖으로 배출할 수 있어.

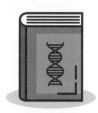

알아두면 힘이 되는 의학 용어 풀이

신장(콩팥)	몸의 등쪽에 있는 두 개의 콩 모양의 기관으로, 혈액을 걸러 노폐물을 제거해서 소변으로 만들어 배출한다.
요관	신장과 방광 사이에 있는 두 개의 가늘고 긴 관으로, 신장에서 만들어진 소변을 방광으로 운반한다.
방광	풍선처럼 부푸는 주머니 모양의 기관으로, 소변을 잠깐 동안 저장하고, 필요할 때 몸 밖으로 배출한다.
요도	방광에서 시작하는 관으로, 방광에 저장된 소변을 몸 밖으로 배출한다.

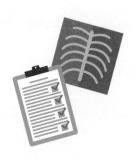

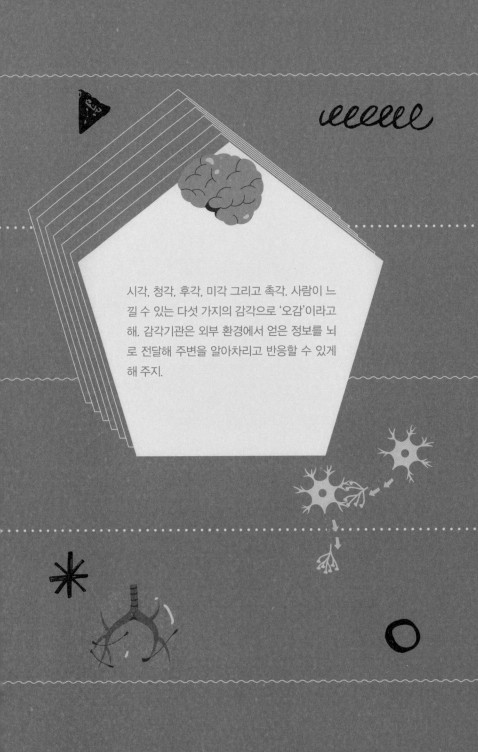

시각, 청각, 후각, 미각 그리고 촉각. 사람이 느낄 수 있는 다섯 가지의 감각으로 '오감'이라고 해. 감각기관은 외부 환경에서 얻은 정보를 뇌로 전달해 주변을 알아차리고 반응할 수 있게 해 주지.

10

몸의 CCTV,
감각계

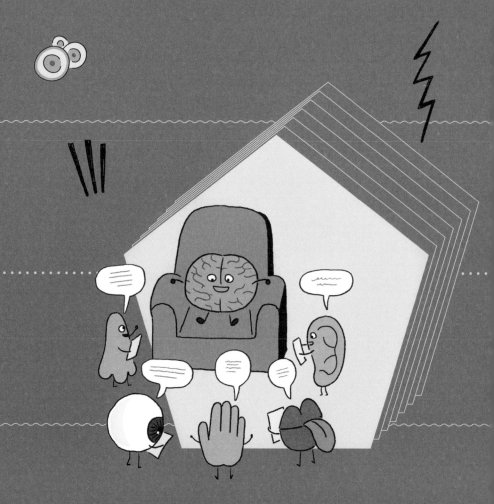

미국의 작가이자 교육자 헬렌 켈러는 태어난 지 19개월 만에 병으로 시력과 청력을 잃었어. 하지만 불굴의 의지와 노력 그리고 앤 설리번이라는 훌륭한 선생님의 도움으로 글을 배웠고 다른 사람과의 소통 능력을 키웠지. 장애를 극복하고 많은 업적을 남긴 헬렌 켈러의 삶은 많은 사람에게 큰 감동을 주었어. 생각해 봐. 보지도 못하고 듣지도 못한다면 얼마나 힘들까?

이번에는 우리를 보고 들을 수 있게 해 주는 감각기관에 관해 살펴보자.

우리가 느낄 수 있는 감각은?

시각눈에 보이는 것을 인지하는 감각, 청각소리를 감지하는 감각, 후각냄새를 구별하는 감각, 미각음식의 맛을 구별하는 감각 그리고 촉각접촉에 의한 자극을 인지하는 감각. 사람이 느낄 수 있는 다섯 가지의 감각으로 '오감'이라고 해. 감각기관은 외부 환경에서 얻은 정보를 뇌로 전달해 주변을 알아차리고 반응할 수 있게 해 주지.

이것 말고도 사람은 통증을 감지하는 감각인 '통각', 더위나 추위를 느끼게 하는 '온도 감각', 몸의 위치나 회전 등을 느끼는 감각인 '평형 감각', 주변 환경과 물체의 위치, 거리, 크기, 방향 등을 알아차리고 이해하는 감각인 '공간 감각' 그리고 몸 안에서 일어나는 일들_{배고픔이나 목마름 등}을 느끼고 인식하는 감각인 '내부 감각'도 있어.

우리는 어떻게 물체를 볼까?

우리가 어떤 물체를 볼 수 있는 건 빛 덕분이야. 깜깜한 밤에는 아무것도 안 보이잖아. 어떤 물체에 빛이 닿으면, 그 빛은 눈으로 들어와.

눈을 보호하는 투명한 막인 **각막**을 통해 들어온 빛은 **동공**으로 들어가. 동공은 카메라의 렌즈처럼 빛의 양을 조절하는 역할을 해. 즉 밝으면 작아지고 어두우면 커지지. 동공을 지난 빛은 눈 안의 작은 렌즈인 **수정체**에 도달해. 수정체는 빛을 굴절시켜 **망막**에 도달하게 해 줘. 즉 수정체는 초점을

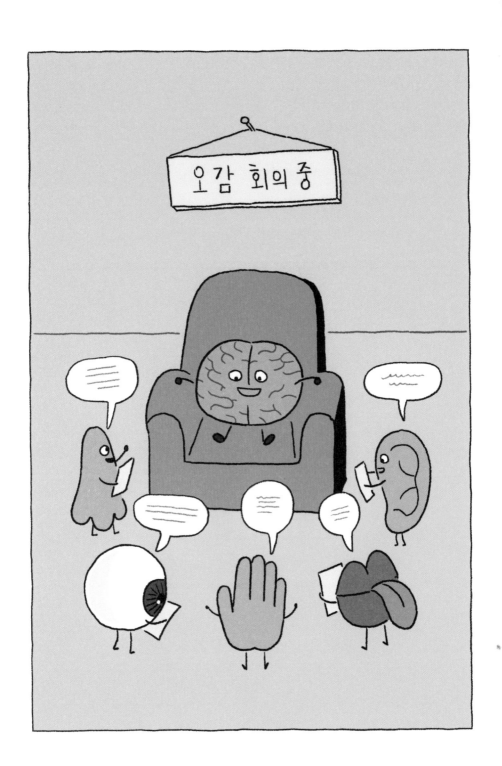

맞추는 역할을 하는 거야. 눈의 뒷부분에 있는 망막은 빛 수용체라는 감각 세포로 덮여 있어. 이 수용체가 빛을 전기 신호로 바꾸지.

망막에서 만들어진 전기 신호는 시신경을 통해 뇌로 전해져. 뇌는 이 신호를 해석해서 우리가 보는 이미지를 만들게 되는 거야. 그러니까 우리가 어떤 물체를 본다는 것은 빛, 눈 그리고 뇌의 협력 작용 덕분이지.

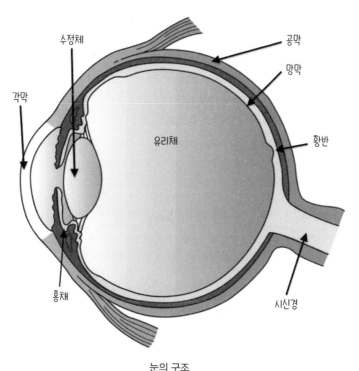

눈의 구조

초등학생에게 많이 나타나는 시력 이상 증세는 멀리 있는 물체가 잘 보이지 않는 **근시**야. 근시는 눈의 대표적인 굴절 이상인데, 멀리 있는 물체의 초점이 눈의 망막 앞쪽에 맺히기 때문에 나타나. 반대로 물체의 초점이 망막 뒤쪽에 맺혀서 가까이 있는 물체가 불분명하게 보이는 것은 **원시**라고 하지.

우리는 어떻게 소리를 들을까?

소리를 듣는 데 중요한 부위인 귀는 **외이**바깥귀, **중이**가운데

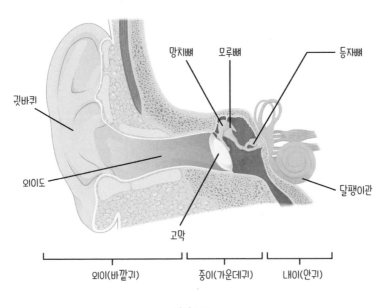

귀의 구조

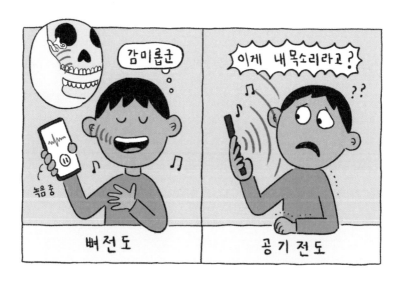

^귀 그리고 **내이**^{안귀}의 세 부분으로 나눌 수 있어.

외이는 귓바퀴와 외이도^{바깥귀길}를 포함해. 귀의 맨 바깥 부분인 귓바퀴는 소리를 모아 귀 안으로 보내고, 그 소리는 외이도로 들어가.

중이에는 '고막'과 '이소골'^{청소골}이 있어. 고막은 소리를 받아 진동으로 바꾸는 얇은 막이야. 이제 진동은 세 개의 작은 **뼈**^{망치뼈, 모루뼈, 등자뼈}에서 증폭되어 내이로 들어가게 돼.

내이에서는 달팽이관과 청신경을 만날 수 있어. 달팽이처럼 생긴 달팽이관은 소리의 진동을 전기 신호로 바꾸는 역할을 해. 그 신호가 청신경을 타고 뇌로 전달되면 우리는 소리를 인식하게 되는 거야.

자기 목소리를 녹음해서 들어본 적 있다면 평소에 내가 들던 목소리와 다르다고 느낄 거야. 이유가 뭘까? 자기 목소리는 두 가지 방식으로 들을 수 있어. 첫 번째는 주변 공기를 통해 외부로 전달되는 소리 공기 전도를 듣는 것이고, 두 번째는 머리뼈를 통해 귀로 직접 전달되는 소리 뼈전도를 듣는 거야.

뼈전도를 통해 듣는 소리는 저주파가 더 많아서 목소리가 더 낮고 풍부하게 들려. 반면에 녹음을 통해 듣는 소리는 공기를 통해 귀에 전달된 소리만을 들을 수 있지. 이 소리에는 저주파보다는 고주파 성분이 더 많아. 따라서 목소리가 더 가늘고 높게 들려. 그렇기 때문에 녹음으로 듣는 소리는 다르게 느껴지는 거지.

우리는 어떻게 냄새를 맡을까?

코는 숨 쉴 때뿐만 아니라 냄새를 맡을 때도 중요한 역할을 담당하는 부위야. 코의 안쪽에는 **후각 상피**라고 불리는 특수한 조직이 있는데, 바로 이곳에 냄새를 맡는 세포들이 있어. 공기 중에 떠돌던 냄새 분자가 코안으로 들어와서 이

세포와 결합하면 전기 신호가 만들어져.

전기 신호는 **후각 신경**을 통해 냄새 정보를 처리하는 뇌로 전달돼. 뇌는 이 신호를 받아서 해석하고 어떤 냄새인지를 알아내지. 예를 들어 꽃에서 나는 냄새인지, 아니면 피자에서 나는 냄새인지를 구별하는 거야. 뇌는 냄새를 기억하고 냄새에 대한 감정을 일으킬 수도 있어. 좋은 냄새를 맡으면 기분이 좋아지는 것처럼 말이야.

공중화장실에 가면 처음에는 냄새가 엄청 심하지만, 그 안에 있다 보면 점점 냄새가 덜 느껴지는 경험을 해봤을 거야. 향수 냄새도 마찬가지지. 처음에는 강하게 느껴지지만, 시간이 지나면 잘 느끼지지 않아. 이런 현상을 **감각 적응**이라고 불러. 같은 자극을 계속해서 받으면 뇌가 그 자극에 덜 민감해지는 걸 말해. 뇌는 반복되는 자극은 더 이상 새롭거나 중요하지 않다고 판단하는 거야. 우리는 감각 적응 덕분에 필요 없는 자극은 덜 신경 쓰고 주변의 새로운 자극을 더 잘 감지할 수 있어.

우리는 어떻게 맛을 느낄까?

입안의 혀는 근육으로 이루어져 자유롭게 움직일 수 있는

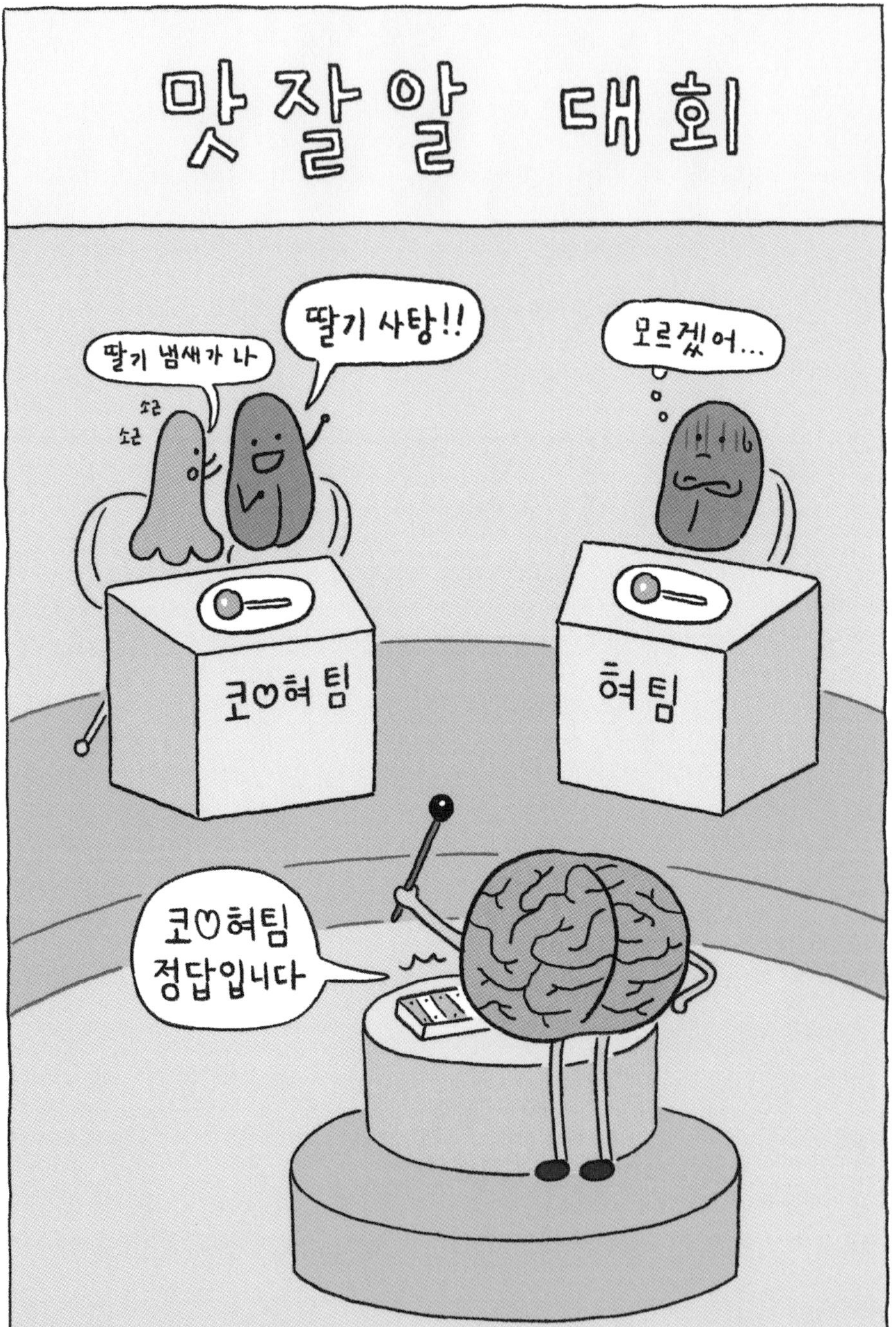
맛잘알 대회
딸기 냄새가 나
소곤 소곤
딸기 사탕!!
모르겠어...
코♡혀 팀
혀 팀
코♡혀팀 정답입니다

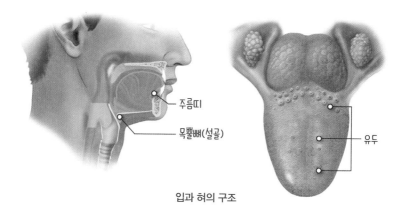

주름띠

목뿔뼈(설골)

유두

입과 혀의 구조

기관이야. 덕분에 우리는 음식을 씹고, 삼키고, 맛을 느끼고, 말을 할 수 있지. 혀의 표면은 '유두'라고 부르는 아주 작은 돌기로 덮여 있어. 유두에는 맛을 느끼는 구조물인 **미뢰** 맛봉오리가 포함되어 있지. 혀의 표면은 마치 지문처럼 사람마다 달라.

혀가 느끼는 기본적인 맛은 다섯 가지야. 단맛, 쓴맛, 짠맛, 신맛 그리고 감칠맛. 미뢰에 있는 맛을 느끼는 세포들은 음식에서 나온 화학 물질을 감지해서 뇌로 신호를 보내. 뇌에서는 받은 정보를 처리하고 해석해서 그 맛이 어떤 맛인지 알게 되는 거야.

코를 막고 딸기 사탕을 먹어본 적이 있어? 그냥 먹을 때보다 훨씬 덜 맛있게 느껴질 거야. 단맛은 느낄 수 있지만,

사탕의 딸기 향은 느낄 수 없거든. 맛을 제대로 느끼려면 후각도 중요한 역할을 하기 때문이지. 제대로 음식 맛을 느끼려면 혀는 코와 반드시 협력해야 해.

그런데 매운맛도 맛일까? 매운맛은 맛을 느끼는 세포를 자극하지 않아. 대신 통증을 느끼는 세포를 자극하지. 따라서 매운맛은 기본적인 맛의 종류에는 포함되지 않아.

우리는 무언가가 닿았다는 것을 어떻게 알까?

친구가 내 손을 잡았다고 생각해 보자. 나는 친구의 손이 닿았다는 걸 어떻게 아는 걸까?

접촉을 인지하는 감각인 촉각은 피부에 있는 여러 가지 촉각 신경에 의해 느끼게 돼. 이런 신경들은 압력, 진동, 온도, 통증 등을 감지하지. 피부에 어떤 자극이 가해지면 이 신경에서 전기 신호가 만들어져.

전기 신호는 말초신경을 통해 척수로 전달되고, 척수에서 뇌로 전해지지. 뇌에 도달한 신호는 몸의 각 부위에서 올라오는 촉각 정보를 처리하는 감각 피질로 이동해. 뇌는 신호를 분석하고 해석해 자극의 종류와 특성을 알게 되지. 이제 나는 친구의 손이 내 손에 닿았다는 걸 알 수 있어.

자극의 종류에 따라 우리의 반응은 달라질 수 있어. 뜨거운 물체를 만졌을 때 손을 즉시 떼는 것은 '반사 작용'에 의한 반응이야. 반면에 어떤 물체를 만지면서 부드럽다고 평가하는 건 '의식적 반응'에 의한 것이지.

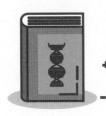

알아두면 힘이 되는
의학 용어 풀이

각막	눈의 가장 바깥쪽에 있는 투명한 막으로, 빛이 눈 안으로 들어가는 첫 번째 경로를 말한다.
동공	눈의 중앙에 있는 검은 원 모양의 부분으로, 눈으로 들어오는 빛의 양을 조절해 사물을 선명하게 볼 수 있도록 돕는다.
수정체	눈 안에 있는 투명하고 유연한 구조물로, 카메라의 렌즈처럼 작용해 빛을 굴절시켜 망막에 초점을 맞춘다.
망막	눈의 안쪽 뒷부분을 덮고 있는 얇은 층으로, 눈으로 들어온 빛을 감지하고 이를 전기 신호로 바꾸어 뇌로 보낸다.
근시	수정체가 빛을 잘못 굴절시켜 초점이 망막 앞쪽에 만들어져 먼 곳이 흐릿하게 보이는 것을 말한다.
원시	근시와는 반대로 초점이 망막 뒤쪽에 만들어져 가까운 곳이 흐릿하게 보이는 것을 말한다.
외이(바깥귀)	귀의 바깥 부분으로, 소리를 모아 중이로 전달하며.

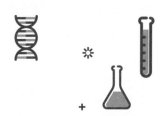

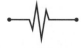

귓바퀴와 외이도로 구성된다.

중이(가운데귀) 귀의 중간 부분으로, 소리를 증폭해 내이로 전달하며 고막과 이소골^{청소골}로 구성된다.

내이(안귀) 귀의 가장 안쪽 부분으로, 소리 진동을 전기 신호로 바꾸어 뇌로 전달하고, 몸의 균형을 유지한다. 달팽이 관과 청신경이 있다.

후각 상피 코의 안쪽에 있는 특수한 조직으로, 냄새를 감지한다.

후각 신경 코에서 감지한 냄새 정보를 뇌로 전달하는 신경이다.

감각 적응 감각기관이 계속해서 자극받을 때, 그 자극에 무디어 지는 현상을 말한다.

미뢰(맛봉오리) 혀의 유두 위에 있는 작은 구조로, 맛을 감지하는 역할을 한다. 입천장과 목구멍에도 일부 존재한다.

촉각 신경 피부에서 감지된 다양한 촉감을 뇌로 전달해 느낄 수 있게 해 주는 신경이다.

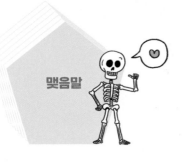

해부학의 다양한 쓰임새

의학이라는 학문의 궁극적인 목적은 사람의 건강을 지키고 여러 가지 질병과 장애를 효과적으로 치료하는 거야. 따라서 의사가 되려고 하는 사람들은 우리 몸의 구조에 관해 잘 알아야 하지. 환자를 치료하는 임상 의사들에게도 해부학적 지식은 매우 중요해. 특히 외과 의사는 장기나 혈관, 신경의 위치와 구조를 잘 알아야 수술을 성공적으로 할 수 있어.

그렇다고 해부학이 의학 분야에만 필요한 건 아니야. 우리 주변에서 쉽게 찾을 수 있는 인체 공학적 제품을 생각해 보렴.

우선 의자를 살펴볼까? 인체 공학적 의자는 척추의 자연스러운 곡선을 지지하고 목과 허리의 부담을 줄여 주지. 그래서 오래 앉아 있어도 덜 피곤해. 자동차의 좌석도 해부학 지식을 바탕으로 설계되었어. 오랜 시간 운전해도 척추나 골반을 바르게 유지하도록 돕고, 피로와 통증을 줄여 주거

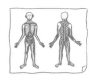

든. 그뿐만이 아니야. 컴퓨터의 키보드나 마우스, 신발, 베 개와 매트리스, 운동 장비 그리고 의료 기기까지 해부학 지 식을 응용해 만든 제품은 매우 많아.

그 외에도 스포츠 과학, 미술이나 패션 디자인, 범죄 수 사, 동물 연구 등 의학 이외의 분야에서도 해부학 지식은 중 요한 역할을 하고 있어. 인체를 잘 이해하면 할수록 다양한 분야에서 더 좋은 결과를 얻을 수 있거든.

서로 밀접하게 연결되어 다양한 기능을 수행하는 인간의 몸은 놀랍도록 복잡하고 정교한 시스템이야. 인체를 탐험하 는 것은 참으로 신비한 경험이지. 앞에서 몸의 구조를 공부 한다는 건 우리 몸을 이해하는 첫걸음이라고 했던 것 기억 나지? 이 책으로 우리 몸에 대한 이해가 조금 더 깊어지는 계기가 되었으면 좋겠어.

리틀 히포크라테스 05

머리에서 발끝까지 우리 몸의 구조

초판 1쇄 발행 2024. 12. 26.

글쓴이　박승준
그린이　나수은
발행인　이상용 이성훈
발행처　봄마중
출판등록　제2022-000024호
주소　경기도 파주시 회동길 363-15
대표전화　031-955-6031
팩스　031-955-6036
전자우편　bom-majung@naver.com

ISBN 979-11-92595-95-5　73510